JN149169

病気にならない、太らない、若返る

「腸」が喜ぶ
お酒の飲み方

東京医科歯科大学名誉教授
藤田 紘一郎

日本実業出版社

はじめに

◯腸が〝第二の脳〟といわれる理由

生物の始まりは、単細胞のバクテリアでした。その単細胞の生き物がやがて複数の細胞からなる生物に進化し、エネルギーを摂取し、細胞分裂を行い、やがて人間のような知性を持った複雑な構造の生物が誕生しました。

この流れから考えると、脳と腸のどちらが先にできたのかはいうまでもありません。「食」によってエネルギーを得る作業を担う腸のほうが先であることは、現存する単純構造の生物を観察してもわかります。つまり、腸の延長に脳があるのです。

事実、脳と腸は、自律神経系や液性因子（ホルモンなど）を介してつながっていることがわかっています。この脳と腸の情報伝達を「脳腸相関」などといいます。腸や内臓で得た情報は神経を通じて大脳に伝えられ、満腹感、不快感、腹痛、さらには不安やうつ症状などの感情の変化（情動変化）までやり取りされているのです。その脳と腸のやりとりを経て、自律神経への働きかけ、ホルモンの分泌などが行われ、生命活動は維持されているのです。

◯お酒で活性酸素、ストレスを吹きとばそう！

生命活動に必要な物質が「活性酸素」です。この物質は外部から侵入した細菌やウイルスなどから体を守るためにつくられます。そのため人間の体には一定量必要ですが、増えすぎると今度は体の〝酸化〟が始まります。これが老化現象です。

余分な活性酸素は、細胞や遺伝子を攻撃し、動脈硬化や心筋梗塞、脳梗塞などの循環器系の疾病、糖尿病、がん、アルツハイマー型認知症、アトピー性皮膚炎などあらゆる病気を引き起こす原因となります。

活性酸素から身を守るシステムはもともと体には備わっているのですが、加齢とともにその働きは弱くなっていきます。そこで活性酸素をできるだけ増やさないようにするのが、病気から身を守る術であり、老化を防ぎ、いつまでも若々しい状態を保つ秘訣です。

活性酸素を減らすためには、たとえば次のようなことが一般的に必要とされています。

・タバコを控える
・紫外線を浴びすぎない
・アルコールを摂取しすぎない
・電磁波を浴びない
・ストレスを溜めこまない

お酒をたくさん飲むと、肝臓で分解される過程において大量の活性酸素が生まれます。このことは病気や老化の一因になります。一方、体質的にお酒と相性がいい人もいるでしょう。こういう人たちはむしろその行為を抑えることによって、逆にストレスが発生している可能性もあります。

人間の体には、強いストレスを感じると活性酸素を発生させるしくみがあります。このことが万病を引き起こす大きな原因になっていると私は考えています。ですから、自分の体質を知り、適量を飲むという前提であれば、「お酒を飲める体質の人はむしろ〝かしこく〟飲むべき」と考えているのです。なお、適量とは純アルコール20グラム（日本酒1合、ビール中瓶1本、ワイン2杯）程度とお考えください。

厳しい毎日の生活は、万病の元であるストレスを溜め込みやすくさせます。ですからせめて意識的に抗酸化作用のある食材を取り、お酒を飲める人は一定量を飲む行為によって、少しでもストレスを減らすことが、現代社会においては最も必要なことなのです。

積もったイライラを少しでも解消し、憂さ晴らしをすることができる。これがお酒の最大の効果でしょう。ストレス対策にはほかにも、大豆に含まれるイソフラボンなどの摂取や、神経伝達物質のセロトニンやドーパミンなどを働かせることでも効果があります。本書ではそのことにも触れています。

◯本書の構成とメッセージ

それでは本書の構成について説明しましょう。

まず本書では、「腸」という表記は大腸と小腸の両方を意味しています。それぞれを使い分ける場合は大腸と小腸と書き分けています。

第1章は、腸をキーワードにお酒にまつわる基本的なことを解説しました。腸の最新の病気「SIBO（小腸内細菌増殖症）」なども紹介しています。

第2章は、ストレスなく健康的にお酒を飲む方法を医学的な見地から解説し、お酒のメリットとデメリットを考察しています。何度もいいますが、適量が大切であることは大前提なので忘れないでください。

第3章は、お酒のもとになり、チェイサーにもなる「水」について詳しく解説しています。お酒にも関係する脱水症状についても詳しく説明しました。水には硬水と軟水とがあり、それぞれから質の異なるお酒がつくられています。またお酒の質の違いは、つまみなど食にも影響します。こうした水同士の相性や体内への取り込みやすさについても触れています。

第4章は、居酒屋やレストラン、家庭などでお酒と一緒に口にしたい「つまみ」を食材の視点で説明しています。第5章も引き続き、食材や調味料、油などについて解説しています。本書では重要な食材、栄養素だけを厳選して紹介しました。なお、老化には〝糖化〟というキーワードもあります。その糖化を説明するために糖質と健康の関係にも言及しました。

腸はアルコールの吸収、免疫などで大きな働きをします。そのため腸内環境を整えることはとても大切になります。

本書では、腸内細菌のバランスを整えることで、「免疫力がアップして病気にならない」「腸内のヤセ菌などの活躍で太らない」「腸内環境が良くなって肌や血管などが若返る」という腸活効果をうたっています。それらはお酒を飲むことでストレスを減らし、上手につまみなどを選ぶことによって、腸内環境が整って実現できるものです。

まさにお酒と上手に〝共生する〟というイメージです。

腸内環境を整え、健康で長生きを目指すために、本書でお酒との〝かしこい〟つき合い方を知ってもらえれば嬉しいです。それが腸を喜ばせる元気な食生活につながります。

2019年1月

藤田 紘一郎

CONTENTS

第1章

「腸」が喜ぶお酒の飲み方で、ストレスなく楽しい生活をしよう！

第2章

「腸」が喜ぶ！ストレスなく健康的にお酒を飲む方法

第3章

水と「腸」は生まれてからずっとの長いおつき合い

第4章

つまみの選び方が「腸」にやさしい〝後悔しない酒宴〟をつくる！

第5章

「腸」がもっと喜ぶ最高の食事

カバーデザイン■萩原睦（志岐デザイン事務所）
カバー写真■松沢雅彦
本文デザイン・DTP■初見弘一（T．F．H）
編集協力■小松崎毅

第1章

「腸」が喜ぶお酒の飲み方で、ストレスなく楽しい生活をしよう！

ENJOY

ENJOY

すべての病気は腸から始まる

人が生きていくために大切なことは何か。

「生物」として生きていくには、空気と水は絶対に必要です。水さえあれば2週間ぐらいは生きていけるはずです。しかし一切水を摂取しなければ2〜3日で死んでしまいます。さらに食料があれば、もっと長く生きていくことはできるでしょう。

しかし、なぜ生きていけるのか。それは水や食物を飲食し、栄養とするからです。水を飲み、食べ物を咀嚼し、胃で消化し、腸で水と消化した食物の栄養素を吸収することで生命を維持しています。いくら飲み食いしても、体の中を素通りしてしまえば死んでしまいます。食物を消化・吸収する胃腸があるからこそ生きていけるのです。しかも胃は基本的に消化するだけであり、吸収の大部分は腸が担っています。つまり、私の専門分野から見ると、人が生きていくうえで大切なことは健康な腸を持つことだといえます。

なかでも**腸内細菌がとても重要です。**「腸内フローラ」とは近年いわれるようになった言葉で、みなさんもおなじみだと思いますが、人によって異なるものの200種類100兆個の腸内細菌が存在し、吸収だけでなく、排泄、免疫、解毒などさまざまな機能を担っています。**健康的な腸には腸内細菌がきれいに分布し、繁殖している状態が花畑のようであるこ**

とから「腸内フローラ」と呼ばれています。

ところが、この腸内フローラが荒れ果てていると、吸収も悪くなれば、下痢や便秘など排泄にも支障を来し、免疫力が一気に低下してしまいます。人間が病気になっても簡単に死なないのは、免疫力という自己治癒の力があるからです。

2018年のノーベル賞医学・生理学賞を、京都大学名誉教授の本庶佑氏が受賞しました。氏が研究し、発見したのは免疫を抑制するPD－1という分子とその遺伝子で、人体にとって敵となるがん細胞が免疫をまぬがれて生き延びることができるという特徴をもっていました。これを逆に利用して開発したのが、がんの免疫治療法薬「オプジーボ」です。

つまりがんは、免疫力をうまく利用すれば克服できる病気だということです。風邪や伝染病、がん、生活習慣病、心筋梗塞や脳血栓、こうした**あらゆる病気は、腸に由来する免疫力によって治療できるのです。**逆にいえば、免疫力すなわち腸内細菌が弱まってしまうと、あらゆる病気にかかってしまい、ときには命を落とすのです。

人間の体を維持するための栄養を細胞に取り入れるための、外部に対する「窓口」の大部分を担うのが腸です。この「窓口」が壊れていては、外部の悪いものをどんどん体内に取り込み、良いものを分解せずに排泄してしまうなど、有害なことばかりです。腸内細菌が元気に活躍している腸を持っている人は、肌の張りやツヤを取り戻して若々しく病気知らずです。

また近年増えつつあるのが、現代社会が及ぼすストレスから来る病です。仕事や学校の人間関係でうまくいかない、いじめられる、SNS（ソーシャル・ネットワーキング・サービス）で嘘や悪口が拡散され追い込まれる、誰かとつながっていないことからくる不安、先の見えない将来、家庭の問題、睡眠不足など、あらゆる物事が個人を苦しめ、ストレスとなります。耐え続け、発症していないだけで、潜在的には世の中のほとんどの人たちがメンタル面に問題を抱えているはずです。

悩みすぎて十二指腸潰瘍を発症するなど、昔からストレスが胃腸の病気につながることは明らかです。さらに最近の研究では、**ストレスによって腸内フローラが荒らされる**ことが確認され、うつ病、自閉症、認知症など、脳神経に関する病気が腸から発生するケースが多いことがわかっています。

このように、すべての病気の原因は、腸の健康にあるといっても過言ではありません。腸内フローラを美しく整え、**健全な腸を取り戻すことによって免疫力が最大限に高まり、あらゆる病気をはねのけることができるのです。**腸の健康がすなわち自分の健康であることを最初に心得てください。

ENJOY

四大疾病から五大疾病へ

都道府県の医療計画に盛り込むべき重大な疾病として、厚生労働省はかつて「がん」「脳卒中」「心筋梗塞」「糖尿病」を「四大疾病」と認定し、対策を促進してきました。ところが、2013年から新たにもうひとつ疾病が加えられ、今では「五大疾病」とされています。

その新たにつけ加えられたものが「精神疾患」です。精神疾患というと誤解を受けかねないニュアンスがありますが、いわゆる認知症やうつ病などが中心です。

2012年の調査で、65歳以上の認知症患者は462万人で、2025年にはおよそ700万人にいたると推定されています。

一方、世界保健機関（WHO）が毎年国際保健医療のテーマを選択する「世界保健デー」の2017年のテーマはうつ病でした。WHOの発表によると、2017年のうつ病患者は3億人を超え、年間80万人が自殺しているそうです。厚生労働省が3年ごとに調査をしている「患者調査」では、2014年の段階で治療を受けた患者数が112万人とされており、最新データではその数を上回る可能性が高いと思われます。この数字は「患者数」ですから、実際に治療が必要なのに受けていない人、また「うつ予備軍」と思われる人たちは、潜在的にこの何倍もいるはずです。

近年減少傾向にはあるようですが、日本では毎年2〜3万人の自殺者がいて、そのうち7割以上がうつ病を抱えていたとも推測されています。これだけうつ病が急増している背景として、人間関係の問題や仕事や収入、生活に関する問題やトラブルなど取り巻く環境が大きく影響しているものと思われます。

この五大疾病を予防することができるとしたら、どんなに素晴らしいことでしょうか。糖尿病や心筋梗塞などのいわゆる生活習慣病も、がんも、そして急速に増えつつあるうつ病や認知症も、あるひとつの臓器を大切に扱えば、ある程度克服できる可能性が高くなるのです。その臓器とは「腸」。そして**腸から健康になる方法のひとつとして挙げられるのが、意外にもお酒なのです。**

お酒を飲めば健康になり、病気を克服できる⁉「そんなバカな」と決めつけないように。お酒には「ある特殊な力」があります。それは私たちを酔わせてくれること。どうしてそれが健康になるための秘訣なのか。むしろ体に悪いのではないか。そうお思いでしょうが、そのタネ明かしはもう少し後に取っておくとして、まずは腸が持つ7つの働きを見ていきます。

ENJOY 腸が持つ7つの機能とは

腸は、食べ物を分解し、栄養として体内に吸収する器官であることはよく知られています。しかし、それ以外にもまだいくつもの役割を持っています。ここで一旦、腸が持つ7つの機能を整理しておきましょう。


「消化」は、食べ物を細かく分解する働きです。

「吸収」は、分解された消化物から糖やアミノ酸、脂肪酸、水分など、体をつくるうえで必要な栄養素を体内に取り込む働きです。アルコールは胃から20%、腸（小腸）から80%吸収されます。

「排泄」は、栄養分を吸収した後の不要な老廃物を体外に押し出す機能です。

「合成」は、取り入れた栄養素からビタミンやホルモン、酵素などをつくり出すことです。

「免疫」は、腸内にある免疫細胞を使って病原菌やウイルスなどから体を守る機能です。免疫力の約70%は腸が担っています。残りは考え方や物事のとらえ方など、心が担っています。

「浄血」は、腸内での老廃物の腐敗を防ぎ、血液をきれいにする機能です。

「解毒」は、体外から取り入れた化学物質など悪性の毒素を分解し、排除する機能です。

腸は全長約6メートルあり、内部は細かなひだで凸凹しています。これらをすべて真っ平らに広げると、テニスコート4分の1ほどの面積になる巨大な臓器であり、7つの役割を人知れず24時間毎日行っているのです。

こうした腸の働きに欠かせないのが腸内細菌というものです。**腸には200種類100兆個の腸内細菌が住んでいる**といわれています。どの細菌がいくつあるのか、という点については遺伝や生活環境の違い、日常生活の良し悪しなどによって個人差が顕著に出ます。

丈夫で健康な腸には、一定の菌が集まって美しく分布しています。これがいわゆる「腸内フローラ」と呼ばれるものです。腸内フローラの研究はまだ始まったばかりですが、体の具合が悪い人、免疫力が著しく低下している人たちの腸内フローラは、決まって乱れています。まるで花畑を踏み荒らし、草花をむしり取ったようにところどころはげ、「荒れ地」をさらしているのです。

腸の7つの働きを最大限に発揮するためには、この腸内細菌の状態をできるだけ整えて美しい状態にしておかなければなりません。特に年齢を経ると人体は老化していきます。それにつれて腸内細菌の状態も悪くなっていきます。逆に考えると、若々しい体を維持しておきたいならば、腸内細菌をいつまでもきれいに保っていればいいというわけです。

食べ物や水分など、外部から栄養を取り入れ、体の健康を維持していくための「窓口」を、ほぼ腸が担っています。良いものはどんどん取り入れ、悪いものは締め出す。これが門番としての腸の役割です。

お酒を飲める人、飲めない人

さて、基本的な腸の知識を理解してもらったところで、話をお酒に戻しましょう。

私はお酒が大好きでした。そのせいで昔は失敗もいろいろとやらかしていたわけですが、さすがに年齢のこともあり、深酒をすることは年に数回あるかどうかです。今は適度に楽しくたしなむ程度に飲んでいます。

その一方で、お酒を一口も飲めないとか、匂いさえダメといった人もいます。このような違いはどこから出てくるのでしょうか。

それを解明したのが、元筑波大学教授の原田勝二氏です。原田氏は筑波大学に籍を置いていた今から30年ほど前に、アルコールと遺伝子の関係を解き明かしました。

アルコールは、飲むと胃で20％、小腸で80％が吸収されます。吸収されたアルコールは肝臓に送られ、アルコール脱水素酵素（ＡＤＨ）の働きで**アセトアルデヒド**という毒性を持った分子になり、次にアセトアルデヒド脱水素酵素（ＡＬＤＨ）によって**酢酸**（さくさん）となり、さらに**水**と**二酸化炭素**に分解されて排出されます。

当時はＡＤＨがお酒に強いかどうかを決めているとされていましたが、研究によりＡＬＤＨのほうに由来することがわかりました。

悪酔いや二日酔いになるのは、アセトアルデヒドが速やかに分解されないことが原因です。それを分解するＡＬＤＨの一種であるＡＬＤＨ２をつくる遺伝子に欠損があるかどうかが、お酒を飲める体質か否かを決定することを原田氏は突き止めたのです。このＡＬＤＨ２が正常に働きアセトアルデヒドを分解する力が強い遺伝子が**Ｎ型**で、アセトアルデヒドを分解できない欠損したＡＬＤＨ２を持つ遺伝子は**Ｄ型**といいます。

人の遺伝子は、両親から１つずつ受け継いで構成されるので、ＮとＤを受け取った組み合わせとしては**ＮＮ型**、**ＮＤ型**、**ＤＤ型**の３種類が存在することになります。

このＮＮ型を持った人がアセトアルデヒドの分解能力がとても高い人、つまりお酒に強い人です。しかしＤＤ型はアセトアルデヒドの分解能力がかなり低いので、アルコールをまったく飲めない人ということになります。ＮＤ型の人はある程度お酒を飲めるけれどもそんなに強くはなく、すぐ顔に出る人です。

アルコールの吸収、分解のしくみ

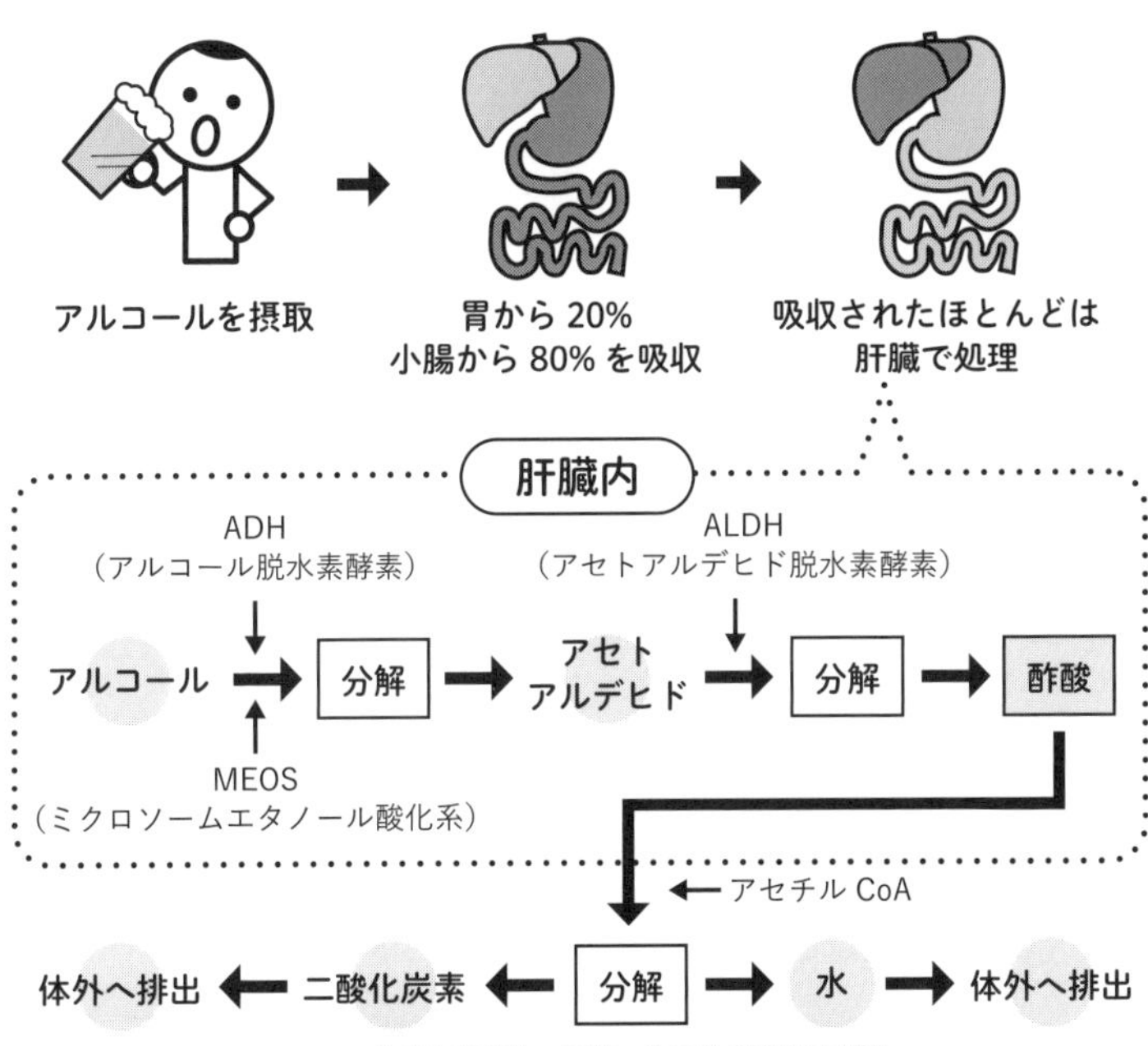

アルコールは消化されずに一般的に胃から 20%、小腸から 80%吸収され、肝臓で約 90%が分解（解毒）されます。肝臓で分解しきれなかったアルコールは再び血管を通って全身を巡り、再び肝臓に戻ってきます。アルコールのうち約 10%は分解されないまま汗や尿、息として体外に排出されます。

消化管内のアルコールは飲酒後１、２時間でほぼ吸収されます。飲酒後、アルコールの血中濃度のピークは 30 分～２時間後に現れ、その後下がります。つまみなどの食べ物と一緒にゆっくりお酒を飲むとアルコールが胃にとどまる時間が長くなり、吸収が遅くなり血中濃度も低く抑えられます。ちなみに、ビールの 500 ミリ缶のアルコールを分解するには個人差がありますが約３、４時間かかります。

ＮＮ型と比べると、ＮＤ型はアセトアルデヒドの分解にも時間がかかります。お酒で酔ってもケロッとしているタイプはＮＮ型、二日酔いやだるさが残るタイプはＮＤ型の可能性が高いのです。

また原田氏の研究で興味深いのは、欧米人など白人、黒人のほとんどがＮＮ型であり、ＮＤ型、ＤＤ型などＤ型の遺伝子を持っているのは中国人や日本人などモンゴロイド系の人種にしかいない点です。**一般的に、日本人の各型の割合は、ＮＮ型50％、ＮＤ型40％、ＤＤ型10％とされています。**

欧米の人たちは、仕事のある平日のランチにもお酒を飲んでいたりしますが、彼らはお酒の分解能力が非常に高いため、仕事にも特に影響が出ないのです。一方、日本人は顔に出る人、軽く酔っ払う人が多いため、欧米人と同じようにランチでお酒を飲むことはオススメできません。体質がまったく違うのです。

この研究で、モンゴル、中国、朝鮮、日本、そして西ではインドや東欧の一部にＤ型を持つ人々が存在することがわかり、そのエリアはチンギス・ハーンで知られるモンゴル帝国が支配したエリアとだいたい重なります。つまりモンゴル人の多くがＤ型を持ち、世界に広めたとも考えられます。国際結婚や移民なども多い現在、世界中にＤ型を持つ人がより一層広がっていると思われます。

また日本国内の分布を見ると、**北海道、東北、九州、沖縄などにお酒を飲めるNN型が多く、逆に関東や中部、近畿などはD型を持つ人が多く分布しています。**つまり、酒処の秋田、新潟や、焼酎で知られる九州、沖縄などの人たちはお酒が強い傾向があるということです。ですから、上質の伝統的なお酒がつくられ続けてきたのだとも考えられます。

ENJOY

「練習をすればお酒を飲めるようになる」は間違い

NN型、ND型、DD型の3種類のうちのどの遺伝子の型を持っているかで、お酒に強いか弱いかを判断することができるのですが、これは持って生まれたものです。しかも遺伝子の構造ですから、生涯変わるということはまずありません。

昔から「酒は練習すれば飲めるようになる」とまことしやかにいわれてきました。学生時代に体育会の部活動に参加し、先輩から強引なお酒の飲まされ方を経験した人も多いのではないでしょうか。

しかし前述のとおり、体質として飲めない人は飲めないのですから、いくら練習したところでひどく辛い思いを繰り返すだけで、おそらく「飲める」ようにはならないでしょう。できたとしても一口がせいぜいです。

「飲む練習」をして飲めるようになった人というのは、2タイプあります。まず先天的にNN型で飲める人だったのだけれども、そのことに本人が気づいていなかったタイプ。お酒に興味がなかったり、飲む機会がまったくなかったりしたために自分の素質がわからなかった人です。「大酒飲みの男は野蛮だ」などと思いこんで嫌悪感を持っていたのに、いざ自分が飲んでみたら意外と飲めてしまった。こういうこともありがちです。

それよりも多いのは、本当に練習して飲めるようになった人です。だいたいND型がそれに相当します。飲む機会が少なかったり、飲んでもすぐに赤くなるので「嫌だな」と思っていたりした人が、何度か飲んでいるうちに「翌日ちょっと残るけれど、飲めなくはないんだ」と発見するケースや、お酒自体は好きでしょうがなくついつい飲んでしまい、翌日二日酔いでひどい目にあい、それでも回復すればまた飲みたくなる。そんな、たくさん飲めるわけではないけれどお酒が好きな人。こういう人たちが、「練習したから飲めるようになった」という人です。

飲めたら飲めたで、つき合いが広がりますし、楽しい時間を過ごすことができるのですからいいことだと思いますが、ND型の「一応飲める」人は、深酒をするのは避けておいたほうがいいでしょう。アルコールの処理能力はNN型に比べて低いのですから、調子に乗って飲んで翌日反省することになります。また、**肝臓がアルコールの分解に追われて、余ったブドウ糖が中性脂肪に変化して脂肪肝や内臓脂肪を引き起こし、メタボリックシンドロームになりやすくなります。それが進行すれば肝臓がんなどにつながる可能性がとても高くなります。**

がんばったら飲める、という認識は基本的に間違っています。20代、30代なら基礎代謝の力が高いので、脂肪もそれほどつきにくいですが、**基礎代謝は年齢とともに落ちていきます。**日頃運動などをして代謝をアップさせないまま若い頃と同じ飲み方、食べ方をし続けていると、10年後、20年後に生活習慣病予備軍となり、後悔することになるでしょう。ND型の人は特に若いうちから飲食に注意しておくべきです。

酒を控えると早死にする人もいる!?

人間が本来持っている免疫力という治癒能力は、自分以外の悪質な細菌や悪性細胞を撃退します。ですから、よほど特殊な例でないかぎり、基本的に**人間の体はほとんどの感染症やアレルギー疾患、がんなどを腸内細菌による免疫力で撃退できます。**さらに免疫力はアルツハイマー型認知症やうつ病、自閉症など**精神疾患から体を守り、体の酸化からくる老**

化現象さえも抑えることができます。免疫力によって人は生きているのです。

腸内細菌によって免疫組織が活性化し、人体の70％の免疫を担っています。免疫力が働かなければ人はいとも簡単に死んでしまいます。それはすなわち腸内細菌を健康な状態で維持し続けることにつながります。

しかし昔と違って、子供たちが徹底的に守られ、無菌状態の中で育てられているため、腸内に細菌がうまく育まれず、すぐに体を壊しやすくなっています。昔の子供たちは野山を走り、泥遊び、砂遊びをし、裸足で地面を走り、木に登って擦りむいたり、転んだりしたものです。こうした自然と戯れる状況で過ごすと、ときには汚い手をなめたり、汚れた水をうっかり飲んでしまったりもし、雑菌と背中合わせの日常を送ります。人間の腸内細菌の種類は1歳半までで決まるといわれています。また最悪のばい菌だと思われている大腸菌も、実はある程度腸内に飼っておかないと抵抗力がつかず、免疫力を弱めてしまうのです。

たとえば潰瘍性大腸炎という難病があります。これは大腸の粘膜に潰瘍ができ、下痢や腹痛、発熱などを繰り返し、国の難病とされていますが、年々患者は増加しています。この有効な治療法のひとつが、健康な人の便を患者の腸内に移植する方法です。他人の便を体に入れるということ自体、拒否反応が強いと思いますが、患者は腸内細菌の多くが死滅し、腸内フローラが荒れ果てていて、自分では治すことができなくなっています。そこで健康な人の便に含まれる腸内細菌を体に移植するのです。こうして新たに入った腸内細菌を丁寧に育てることにより、大腸炎を克服することができる可能性が高くなっています。

このように、腸内細菌が減少すると健康を害するわけです。このような病気が年々増えているというのも、**きれいで潔癖過ぎる生活がむしろ悪影響をもたらしている**と思われます。

また、現代人にとっての大きな病がストレスです。ストレスがすべての病気の原因となっている点については前述しましたが、些細なことでも体に負荷がかかっています。

これはお酒にも関連しています。

実は前述の**NN型の遺伝子を持つ人、つまりお酒を飲める人たちは、むしろ毎日お酒を飲まないと逆にストレスになる傾向が強いのです。**一般的には、「お酒は毎日飲んではいけない、週に一度は必ず休肝日を」と標語でもあるかのようにいわれます。ところがこれはある意味真実であり、一方では嘘なのです。

お酒を飲めるNN型の人は、休肝日を設けたり、禁酒生活をしたりするとストレスが貯まって、体に良くありません。タバコを吸う習慣を持つ人が禁煙してもイライラしてせいぜい3日程度で耐えられなくなるように、お酒についても飲める人は飲まないとイライラが募るのです。**イライラが募ると、腸内に悪玉菌が増えてしまい、腸内細菌のバランスが崩れ**

てしまいます。

飲めないＤＤ型の人は飲む必要はありませんから、この場合は関係ありません。ＮＤ型の人たちは毎日飲んでも悪くはありませんが、できることならときどき飲まない日をつくったほうがいいでしょう。つまり休肝日が必要なのはＮＤ型の人たちだということです。

ただし、飲めるＮＮ型の人でも限度があります。お酒を飲んだときの遺伝子の状態を調査した研究があるのですが、それによるとＮＮ型の摂取アルコールの上限は１００グラムまで。酒量に置き換えると、**ＮＮ型の人は上限はビールなら大瓶２本、日本酒なら２合ぐらいまでが適量**であり、体に影響を与えません。これを超えて毎日飲むと、いくら飲めるタイプの人でも腸内バランスを崩し始めます。

飲んだときに顔が赤くなるような**ＮＤ型の人は、休肝日を週に一度設けるという前提で、ビール中瓶１本、お酒は１合程度なら週６日が適量**だと考えられます。

またお酒を飲む最大のメリットは日常生活で溜まったストレスの解消ですから、楽しく飲むというのが条件になります。たとえば嫌いな上司や同僚と無理をして飲んでも、むしろストレスのほうが多くなるでしょう。辛い毎日の憂さ晴らしに、家で大酒を飲んでそのまま寝てしまう。これも最悪です。むしろ命を削ることになります。

これではお酒を飲む意味はありませんから、気の合う友人と飲んだり、映画や読書などを楽しみながら一人でゆっくり飲むほうが、はるかに有意義です。ただ、こういうケースの場合、つい長時間飲んでしまい、酒量も多くなりがちなので注意してください。**お酒はストレスを溜めない状況で、適量を体質に合わせて飲む。**これが最も重要なことです。

ENJOY 寝酒は体にどう影響する？

夜、お酒を飲まないとどうも寝つけない。

そんな方はいませんか。もしそうだったら、ちょっと注意したほうがいいかもしれません。

通常の生活をしていると、夜になれば普通の人は眠くなります。**日中最も活発に活動するために必要な睡眠時間は7～8時間です。**しかし、労働環境は年々厳しくなっていますから、なかなか8時間睡眠を確保できない人が増えています。

人が眠るしくみにはいくつかの脳内ホルモンが関わっています。

まず大切なのは「メラトニン」というホルモンです。メラトニンは、眠りのリズムをコントロールするホルモンで、朝日を浴びてからおよそ15時間後から分泌され始めます。脳が覚醒している状態は交感神経が活発に活動しています。この交感神経を休め、副交感神経に切り替わることで気持ちが穏やかになり、脳が休息を求め、眠りにつきます。

眠っている間に「コルチゾール」というホルモンが分泌され始め、明け方近くにピークを迎えます。このコルチゾールは体を睡眠モードから活動モードに切り替える働きがあります。ちなみに眠っている間にコルチゾールは、エネルギーを消費させて体温と血糖値を上げ、脈拍や呼吸を整えます。こうして起きて活動できる体勢をつくっておきます。

朝日を浴びると、メラトニンの分泌が減少して、代わりに「セロトニン」という神経物質が分泌されます。これは副交感神経から交感神経を優位にさせるホルモンで、この働きによって体がリセットされ、1日が始められるように調整しています。

以上が基本的な睡眠のしくみです。

眠っている間は、レム睡眠とノンレム睡眠という睡眠状態を交互に発生させます。レム睡眠は簡単にいえば浅い眠りで、ノンレム睡眠は深い眠りの状態です。通常、眠りにつくと、まずノンレム睡眠の深い眠りに入り、およそ1・5時間後にレム睡眠のやや浅い眠りに変わります。そしてまた1・5時間後にノンレム睡眠に、続いてレム睡眠に、という具合に、両者が交互に入れ替わり、眠りの深さの差が小さくなっていき、最終的に目覚めます。眠りについた前半は主に深い眠りが優先され、明け方近くになると全体的に眠りが浅くなっていきます。夢を見るのは主にこの時間帯です。

さて、ちょっと長くなりましたが、この眠りのしくみがお酒とどう関わっているのかです。深酒をしていつの間にか眠ってしまう状態は、ほんとうの意味では眠りでありません。ほぼ気を失っている状態に近いのです。**眠り自体のレベルはレム睡眠程度のかなり浅い眠りであり、寝入りばなの深いノンレム睡眠を得ることができず、体に疲労が残ります。さらに夜中にアルコールが代謝されることになるので、明け方にアルコールの利尿作用によって目覚め、眠りを妨げることになります。**

そもそもアルコール自体が交感神経を高ぶらせる作用があります。眠る前にお酒を飲んで、目が冴えてきたことはありませんか。アルコールを夜遅くに飲むと、メラトニンによる副交感神経への切り替わり、つまり休息モードに入ることを妨げて覚醒モードに引き戻され、かえってすぐに眠れない状態になります。

どうしても寝る前にアルコールを飲まないと眠れないという人は、もしかしたら「アルコール依存性睡眠障害」という病気かもしれません。これは文字通りアルコール依存によって眠れないという気になっていて、飲まないと不安になる病気です。眠る前に大量にお酒を飲む習慣をつけてしまうと、場合によっては脳に障害を及ぼすこともあります。寝酒がないと眠れないというなら、お酒ではなく睡眠導入剤などを使ったほうが体には良いでしょう。ただし「ナイトキャップ」と呼ばれる、ほんのちょっとの寝酒ならば、体が温まり、リラックスできるので問題はありません。**多くても缶ビール小１本、ワイン１杯、ウイスキーもシングル１杯程度が上限です。**

なお、深酒をして帰宅して寝てしまうケースについては１３３ページでも説明しています。

ENJOY 老化するのは、腸をはじめ体が「酸化」するから

腸に悪い不健康な食生活を続けていると、中高年になってからどんどん老化が進み、糖尿病や動脈硬化などの生活習慣病や、さらにはアルツハイマー型認知症を引き起こす原因となります。それは、**体内に活性酸素があふれ、血管などを傷つけてしまうからです。**

詳しくは後述しますが（229ページ参照）、人のエネルギー産生のシステムには2種類あります。**「解糖系」**と**「ミトコンドリア系」**です。このうちミトコンドリア系は生体の効率良いエネルギー産生をする一方で、不調になると有害な活性酸素も同時に生成してしまいます。**活性酸素が体内で上手に消去されなければ、体はどんどんダメージを受け、老化や病気が進んでいきます。**

細胞のエンジンと活性酸素の関係

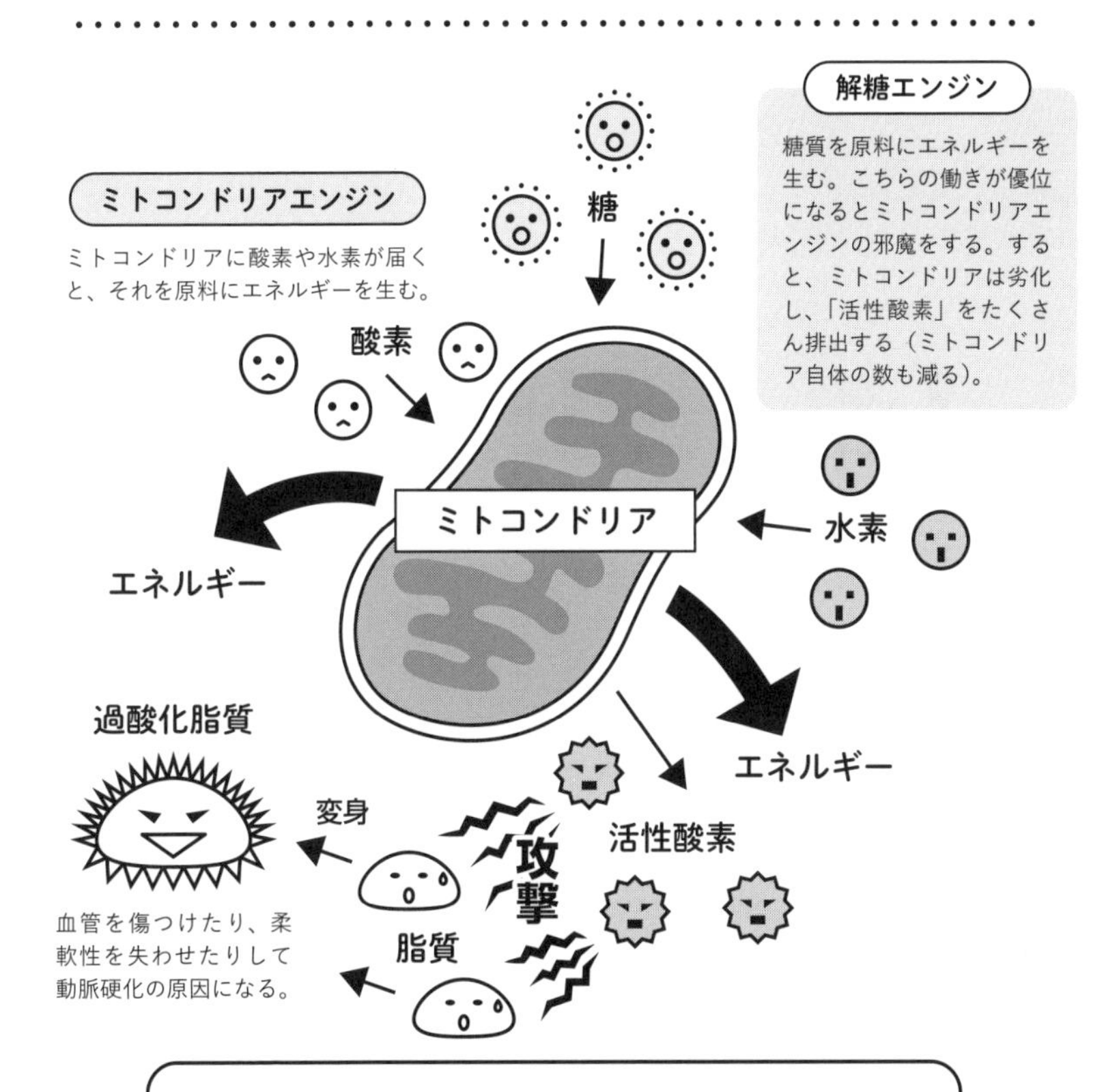

活性酸素は生きていれば毎日発生していますが、若くて健康なときはそれを自力で消すことができます。それができずに活性酸素が優位になると、体が酸化して“老化”が進みます。糖質をエネルギー源とする「解糖エンジン」と、酸素を燃焼させて効率良くエネルギーを生成する「ミトコンドリアエンジン」のバランスが大切です。

出典：『名医が教える世界一の「長寿食」』（藤田 紘一郎著、宝島社）

ストレスと食生活が原因で、私は糖尿病になりました。まさに「医者の不養生」とはこのことです。皆さんに免疫と腸内細菌の大切さを訴えていながら、負けてしまったのが正直なところです。ただ、自分自身がこのような体験をしたからこそ、今のように自信を持って語れるようになったことも確かです。

糖尿病については、解決策の王道でもある糖質制限をし、大好きだった白米やラーメン、パンなどをできるだけ食べないようにし、腸内細菌の栄養となる海藻やゴボウ、キャベツなど、後の章で紹介するような数々の「腸に良い食材」を徹底的に食べる方針を取りました。その甲斐あって、現在は糖尿病を克服しています。

84キロあった体重も、現在は73キロにまで落とし、それを維持しています。**腸内フローラが整っているので、免疫力は高まり、髪の毛も増えて肌は実年齢より10歳ほど若返ることができました。**

人が老化する原因は、偏った食事やストレス、運動不足などで活性酸素が生まれ、それが血管などを傷つける（体が酸化する）からです。

そのストレス対策としてお酒の飲み方の工夫はとても重要だと私は考えています。詳しくは第2章で説明しましょう。

ENJOY

増えているリーキーガット症候群──最新の腸の病気①

腸はあらゆる病気の原因をつくると申し上げましたが、ここで、腸そのものが悪化することによる病気をいくつか紹介しましょう。比較的新しい病名ですが、テレビや雑誌で近頃頻繁に取り上げられているので、ご存知の方も多いかもしれません。

まず挙げておきたいのが**「リーキーガット症候群」**という病気です。

名称に初めての単語が含まれるので、すぐには理解しづらいですが、「リーキー」は「漏れる」という意味で、「ガット」は英語で「腸」のこと。つまり「腸漏れ症候群」ということになります。腸の内側を覆っている粘膜に穴が空き、細菌やタンパク質などの異物が血液中に流れ込む病気です。「腸管壁浸漏」とも呼ばれます。

前述のとおり、腸は栄養を体内に取り込むための門の役割を果たしており、外部と接触する器官のひとつです。腸の粘膜は、その門番役として、腸内に取り込んでいいものと悪いものを判断し、悪いものについては、免疫機能によって無害なものへと分解し、体外に排出する仕事をしています。

ところが**腸壁に穴が空いてしまうと、腸のバリア機能が働かなくなってしまいます。**腸壁が傷つく原因はさまざまで、ストレス、不規則な生活、食べ過ぎ・飲み過ぎ、強いタイプの薬の影響などがあります。

腸の免疫機能が低下するため、腸そのものをはじめ全身の炎症につながり、潰瘍性大腸炎やクローン病などといった国指定の難病を引き起こす可能性もあります。

また、腸の穴から血液中に入ったウイルスや有害物質が血液とともに体内各部に送られ、いろいろな箇所で炎症を起こしたり、湿疹や発熱などを招いたり、糖尿病や肝臓病、心筋梗塞、脳血栓などいたるところで多様な病気を引き起こす要因にもなります。

リーキーガット症候群になる原因のひとつとして加齢が挙げられます。年齢を重ねると、腸内細菌の質に変化が現れます。腸内細菌の善玉菌を育てるヨーグルトやオリゴ糖、食物繊維などを意図的に取らなければ、腸を守る短鎖脂肪酸が減少して腸の粘膜をつくる粘液の分泌が減り、**悪玉菌がはびこり腸に穴を空けてしまう**、つまりリーキーガット症候群を引き起こすことになります。

治療方法ですが、厳密にいうと、確実な医学的治療法は今のところありません。薬や手術などの方法がないのです。治すためには、食生活の改善や栄養バランスの調整などが必要となります。まず、軽めの断食を試したり、発酵食品を多めに摂取したり、加工品やコンビニ弁当のようなものを食べないようにして、ゆっくり腸内細菌を整えていかなければなりません。暴飲暴食も危険です。シンプルで栄養バランスの整った食事を腹八分目程度に食べること。味噌汁や納豆などの発酵食品を取れる和食は適しています。ご飯も玄米などにしたほうがいいでしょう。

また仕事や生活面でのストレスを軽減させるための方法を考えて、実践すること。**食事面と精神面から体を整え、腸内細菌を増やす努力をする**ことが、リーキーガット症候群の改善への近道です。

ENJOY

今注目の奇病「ＳＩＢＯ」（シーボ）とは――最新の腸の病気②

これまで腸内細菌の存在の重要性について述べてきましたが、さて、ここまで読んでいただいたところであらためて問題です。腸内細菌はどこにあるでしょうか。

「腸の中」は、まあ正解なのですが、成績でいえば△というところです。正確には主に大腸にあります。

大腸にはおよそ１００兆個、１・５キログラムほどの腸内細菌が存在しているのですが、胃と大腸の間にある小腸には腸内細菌はほんの１万個程度と、わずかしか存在しないので

す。

海外ではしばらく前から知られていましたが、消化器病の専門医である江田クリニックの江田証院長が海外での事例を紹介した小腸の病気「ＳＩＢＯ（小腸内細菌増殖症）」が今注目を集めています。

ＳＩＢＯとは、小腸の中に本来わずかしかいない腸内細菌が増殖し、下痢や便秘を繰り返したり、腹痛やお腹がゴロゴロと頻繁に鳴ったり、おならが増えたりするようになる症状です。放置しておくと腸内細菌はさらに増殖し、肥満や貧血、逆流性食道炎、さらにはがんやうつ病にもつながる病気です。小腸に細菌が増殖し、ガスが発生することが原因です。

大腸には腸内細菌がたくさん繁殖していてさまざまな分解や合成、吸収などを行っているため、腸のつくり自体が強く、ひだがあって伸縮するようなつくりになっています。

一方、小腸は胃で消化された食物から栄養素を吸収しますが、ぜん動運動のスピードが速いため細菌が取りつく時間が少ないのです。こうした理由から、**あまり腸内細菌が繁殖しないので、小腸自体が大腸ほど丈夫にはできていません。**そこで大量のガスが発生すると、小腸は膨らみ、お腹が膨らむ膨満感が高くなり、おならやゲップが出るようになります。

逆流性食道炎は、小腸のガスが逆流して上に上がってくることにより、胃酸が食道から喉に達し、酸の影響で食道に炎症ができたものです。

実をいうと、免疫を研究しつつ、体調を整えるために白米や小麦をなるべく取らない糖質制限を実施し、腸内細菌を整えるための食生活を続けてきた私ですが、最近どうもお腹がゴロゴロとしたり、逆流性食道炎の症状が出たりしていました。そこでもしかしたらと、ＳＩＢＯを疑うようになったのです。

早速、リーキーガット症候群などにも有効だとされる「ボーンブロス」を試してみることにしました。ボーンブロスとは、骨を長時間煮込んだスープです。

米国ニューヨークにある「ブロド」というボーンブロスの専門店ができ、鶏ガラや牛骨などを野菜と合わせてしっかり煮込んだコンソメスープのような半透明のスープが、「美容に効果大」ということで人気となりました。ところが煮込まれたボーンブロススープには美容効果だけでなく、内臓の炎症を抑制する抗炎症効果や、腸内機能を取り戻す免疫システムの改善などの効果があることがわかり、健康にいいスープとしてさらに人気が上昇しました。

つくり方はさまざまなので、インターネットなどで調べるとたくさんのレシピが出てきます。家庭でつくりやすいのは、基本的に鶏ガラを使って野菜などと煮込んだスープでしょう。本来なら24時間ほど煮込む必要があるそうですが、圧力鍋などを使えばもっと簡単にできるはずです。

何しろ自分で体験しなければ気が済まない質なので、早速ボーンブロスをつくって飲むようにし、またリーキーガット症候群の治療と同様、半日の断食などをして空腹な時間をときどきつくるように心がけました。その結果、お腹の調子が復活してきたのです。厳密にSIBOと誰かからいわれたわけではないのですが、症状から「医師」として自分に診断を下して効果が出たわけですから、同様な症状を抱える方は試してみる価値はあると思います。

認知症を誘発するホモシステインって何？

もうひとつ、比較的新しい知見である、認知症の原因とされている**「ホモシステイン」**についても紹介しておきます。

１９６０年代にアメリカの医師が、血液中に含まれるホモシステインというアミノ酸の異常が、動脈硬化や脳梗塞などを起こしやすいことを発見しました。

ホモシステインは、葉酸やビタミンＢ12によってメチオニンという安全な物質に分解することで体の健康を保ちますが、**ビタミンＢ群が不足するとホモシステインが増えすぎて「システイン」という炎症物質になり、血管の成分であるコラーゲンの質を低下させ、**動脈硬化や骨粗しょう症を引き起こしたり、脳に至って脳の萎縮やアルツハイマー型認知症を発症させたりすることが後にわかりました。

その対策としては、ホモシステインを高い数値にさせないために、ホモシステインをどんどん「メチオニン」に分解していかなければなりません。そのために必要なのがビタミンB群です。なかでも特に葉酸やビタミンB12が大切です。葉酸やビタミンB12は、DNAの合成にも必要であり、妊娠中の女性にとっては胎児の成長に欠かせません。

葉酸が多く含まれる食物はモロヘイヤ、芽キャベツ、ブロッコリー、ほうれん草、春菊、アスパラガスなどです。お酒を飲む際にもつまみや食事で葉酸をしっかり補って、ホモシステインの低下を維持しましょう。ビタミンB群については176ページにも詳しく書いています。

ENJOY 腸内細菌の最適なバランスはどういう状態なの？

お酒をおいしく飲みたいなら、日常的に胃腸の調子を整えておく必要があります。そのときに真っ先に考えておくべきなのは、腸内フローラの状態です。腸内フローラはすべての体のバランスを整える要となるからです。

腸内フローラのベストなバランスは、腸内にたくさんの善玉菌、わずかの悪玉菌、そし

てどちらにも味方する日和見菌をほどほど存在させておくことです。日和見菌は、善玉菌が多いと善玉菌と同じ働きをし、悪玉菌が増えるとそちらに味方する日和った性質があるため、こんな名前となりました。

こう聞くと、**「悪玉菌をなくせばいいのでは」と思いがちですが、悪玉菌をすべて退治してしまうと、逆に腸内のガードが甘くなってしまいます。**

たとえば、有害な別の細菌が入ってきたとき、ある悪玉菌はその有害菌を排除しようとしますが、そうした働きが行われなくなります。また体に大切な栄養素のひとつである食物繊維の一種で水に溶けないセルロースを分解してくれる働きもあるのですが、それもなくなります。

ただし、悪玉菌が増えすぎると、タンパク質やアミノ酸を分解し、アンモニアなどの有害物質をつくり出して体の臓器を傷め、心筋梗塞やがんなどの生活習慣病を引き起こしてしまうのも事実です。

悪玉菌は、セルロースの分解などで頻繁に働かせておくと、増える余裕がなく、一定数を維持することができます。これは悪玉菌と善玉菌の腸内バランスを整える方法の一つです。悪玉菌とはいえ、体にいい影響もあるのですから、大切に飼っておく必要があるわけです。

腸内細菌のバランス（腸内フローラ）が健康を左右する

2 ： 7 ： 1

善玉菌	日和見菌	悪玉菌
乳酸菌 ビフィズス菌 など	バクテロイデス ユウバクテリウム 大腸菌（無毒株） 嫌気性連鎖球菌 など	大腸菌（有毒株） ウェルシュ菌 ブドウ球菌 など
美容や健康に重要な働きをする物質をつくり出す。悪玉菌の侵入や増殖を防いだり、腸の運動を促してお腹の調子を整える。	良いことも悪いこともしないが、強いほうの味方につく。善玉菌が増えると日和見菌が味方をして善玉菌が優性になる。一方、悪玉菌が増えると逆に悪玉菌が優勢になる。	有害な物質をつくり出す。増えすぎると便秘や下痢などお腹の調子が悪くなる。有害な菌を撃退する役目もある。善玉菌とのバランスが大切になる。

「腸内環境」を整えるとさまざまな良い効果が現れます。まず“免疫力”が高まります。免疫細胞の７割は腸内でつくられており、腸内環境が良くなればおのずと免疫力が高まります。次に、幸せホルモンと呼ばれる「セロトニン」（喜びや快楽を脳に伝える）や、「ドーパミン」（脳にやる気を伝える）が多く生成されます。また、Ｂ２やＢ６、Ｂ12、Ｋなどの「ビタミン群」などが多く合成されます。ほかにも、病気を予防し、病原菌や有害物質を排出する働きが向上します。

そして、善玉菌のエサとなるオリゴ糖などを含んだ豆類、果物類などを食べて、善玉菌を増やしましょう。

つまり、**腸内細菌を適切なバランスにするには、セルロースを含む不溶性の食物繊維など、悪玉菌を働かせておく野菜を取ることと、善玉菌を増やす豆類などを食べればいいのです。**そうすると、悪玉菌はセルロースなどを分解しながら一定数を保ち、日和見菌は善玉菌の援軍となって働きます。これが理想的な腸内環境です。

不溶性のセルロースを多く含む食材としては、大豆、いんげん豆、小豆、キクラゲ、干ししいたけなどに多く含まれています。

赤ちゃんは生まれた瞬間は無菌状態です。生後、母親の母乳を飲むことによって、乳糖やオリゴ糖などを材料として、ビフィズス菌など「善玉菌」が増えていきます。

離乳期になっていろいろなものを食べるようになると、無毒の大腸菌や連鎖球菌、バクテロイデスなどのいわゆる「日和見菌」とともに、有毒な大腸菌、ウェルシュ菌などの「悪玉菌」が体内に入ってきます。**悪玉菌も〝必要悪〟として腸内細菌として取り込んでおくことで、免疫が活発に機能します。**

潔癖さばかりを求めていては、むしろ体の弱い子として育ってしまい、後にアレルギー体

腸内環境は加齢や生活習慣で変化する

年齢とともに移り変わる腸内細菌

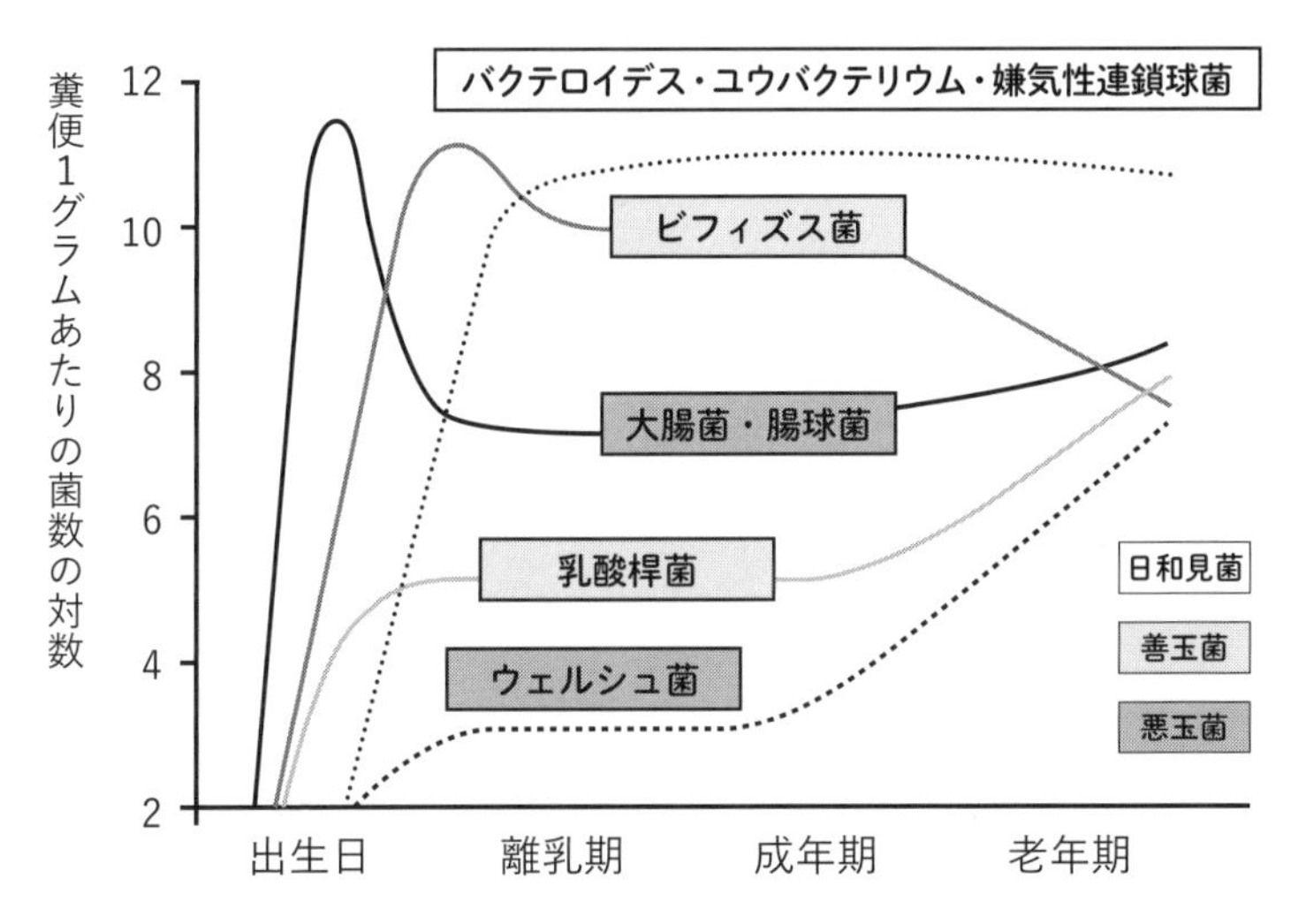

出典：光岡知足『ウェルネス・レター』No.4、2003年

腸内細菌の種類や数は年齢とともに変わります。生まれた直後は細菌はついていませんが、産道を通るときについて腸管で増えます。はじめは大腸菌などの悪玉菌が多いのですが、すぐにビフィズス菌などの善玉菌が増えます。離乳期以降、成年期まで腸内バランスは通常はあまり変わりませんが、60歳を過ぎた老年期になるとビフィズス菌などが減り悪玉菌が増えてきます。ただし最近では、中高年ばかりか、若い人の腸内環境が悪化しているケースが目立ちます。

質などになってしまいます。つまり、子供の頃の育て方が大切になるのです。

悪玉菌が増えると、日和見菌は悪玉菌の味方をしますから、あっという間に悪玉菌優位の腸内バランスになってしまうため、積極的に食生活を改善し、**ヨーグルトや納豆などの発酵食品、食物繊維、オリゴ糖などを摂取して〝善玉菌優位〟の状態をつくっておかなければなりません。**

年齢とともに善玉菌の割合は低下し、悪玉菌とともに日和見菌も増えていくので、悪玉菌優位になりがちです。ですから、高齢に近づくほど食生活に気をつけて、より良い腸内バランスを保たなければなりません。

年齢別の食事の仕方

まず20代、30代は、暴飲暴食などをしてこないかぎりは、腸内バランスは比較的良い状態にあるはずです。しかし、30代後半になってくると基礎代謝も落ちてくるうえ、働き盛りでハードな仕事をこなすことになりますから、食生活は乱れがちでストレスも溜まり、運動をする時間も減少するのが一般的です。**運動しないでいると基礎代謝は極端に落ち、メタボな体型になって生活習慣病を患いやすくなります。**

30代は、健康を考えて白米を減らして玄米や五穀米に、パンは白いパンからライ麦パンなどへ、ラーメン・うどんからそばへと、**主食にするものを変えていったほうがいいでしょう。**肉類も必要ですが、刺し身や焼き魚なども意識して取るようにし、1日3食きちんと食べてください。

40代からは、かなり太りやすい体質になってきているので、まず**野菜を中心に考え、食べる順番も野菜など食物繊維を最初に食べましょう。**続いて肉や魚などのタンパク質、最後に主食となる玄米をちょっと食べるようにすると効果的です。最初に食べた食物繊維が、その後のタンパク質や糖質の吸収を緩やかにしてくれます。

また、早食いだと満腹感を感じる前にお腹に食べ物を詰め込んでしまい、後から「食べすぎた」と後悔することになりますから、**しっかり噛み、ゆっくりと食べて満腹感を高めていく食べ方にしてください。**

50代、60代になると、更年期になって体質が変わります。もう20代のような食生活はできません。もし同じような食べ方をすれば、命を縮めることになりかねません。長生きを目指したいなら、細胞内にあるミトコンドリアを活性化させて「ミトコンドリアエンジン」を動かすような食生活が必要です。

ご飯などの糖質は1日1食程度でも問題ありません。むしろ細胞膜や性ホルモンの原料となるタンパク質を多く食べて、細胞の若返りを目指したほうがいいでしょう。上質で鮮度のいい肉を週に1、2回食べて、コレステロールをしっかり取ります。おいしい肉を少量食べるというのが、ちょっと贅沢でかつ健康的な食生活です。

70代以降は、**基本的に糖質はもう必要ありません。肉や魚を主食にするようにして、できるだけたくさんの種類の野菜を食べるよう心がけるべきです。**味噌汁など食事の味つけも、高血圧の原因となる塩分を控え、物足りなければ出汁(だし)のうま味や酢などで味に変化をつけて食べましょう。ウォーキングなど、できる範囲で体を動かし、ストレスのない生活をすれば、病気に負けない体を維持することができるはずです。

お酒の量も適量を守って飲んでいれば、むしろ体に良いので、後はマイペースな生活を続けていけば、楽しい老後を送ることができるでしょう。

お酒と健康の関係については、次の第2章で詳しく説明したいと思います。

年齢別の食事の仕方

30代 魚を毎日、肉を週に数回の食事にシフト

糖質制限はまだ必要ないものの、食生活の改善を意識する。具体的にはコレステロールの摂取量を控える。これが多いと活性酸素も増えやすいので、タンパク質は魚をほぼ毎日、肉を週に数回にシフトする。また白米やパンは血糖値が上がるので、玄米や五穀米に移行し始めよう。

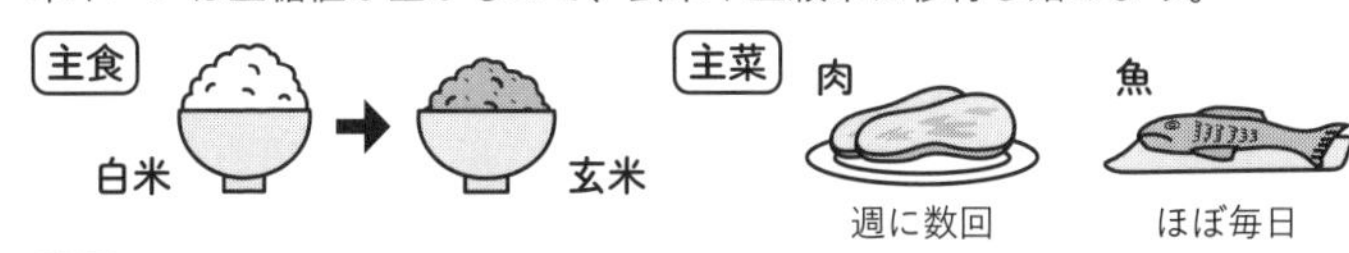

40代 食べる順番と環境に工夫を

基礎代謝が落ちて太りやすいので、タンパク質や糖質の吸収を抑える「野菜・海藻・キノコ→肉・魚→主食（糖質）」の順番に。また、ながら食べは禁物。咀嚼の回数が減って早食いをすることで、満腹中枢が満たされずに食べすぎてしまう。忙しくても１日１回は30分以上かけて食事をしよう。

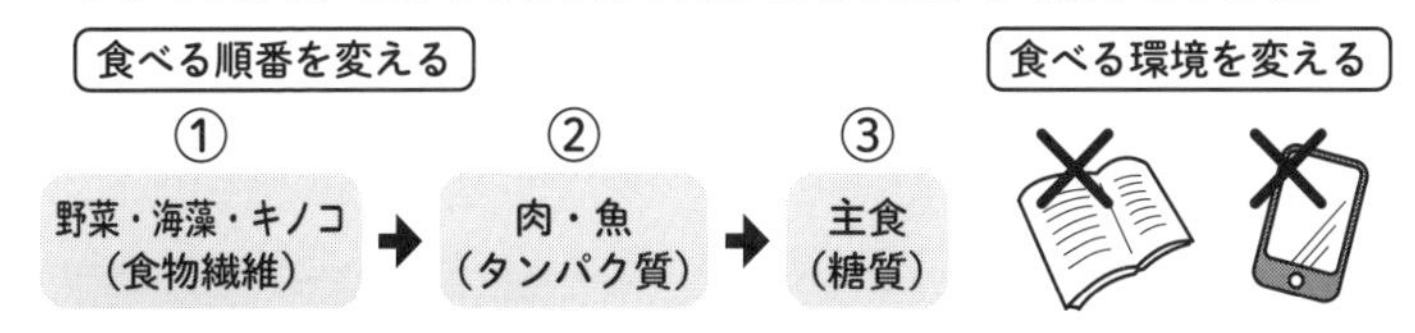

50代以降 低糖質を徹底しよう

本格的な糖質制限を始める。炭水化物（糖質）は50代以降はせめて１日１食程度に制限する。「ミトコンドリアエンジン」の活動を優位にさせるため、そして「解糖エンジン」の活性化を抑えるために、糖質制限と同時に、意識的に酸素を体内に取り入れよう。70代以降になれば基本的に糖質は必要ない。肉や魚を主食にして多くの野菜を食べよう。

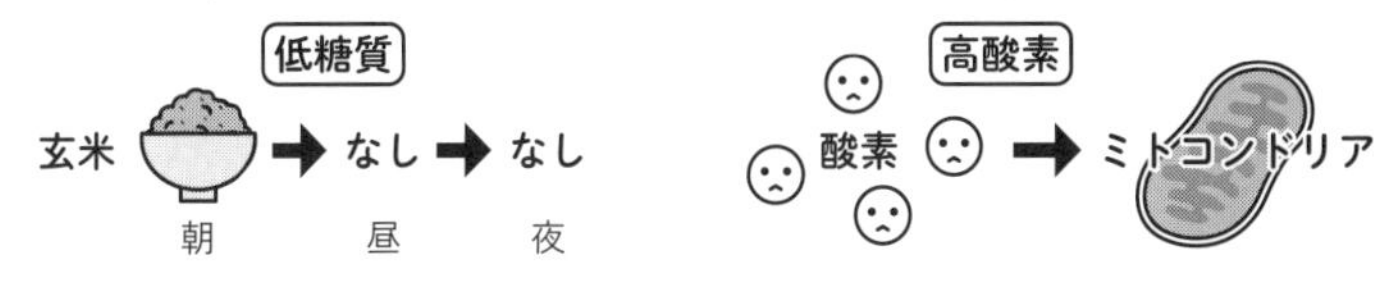

第1章 POINT

- 腸内細菌には善玉菌、悪玉菌、日和見菌がいて、そのバランスが大切になる。
- 善玉菌が強いと日和見菌が味方をして、善玉菌が優勢になる。その逆もある。
- 悪玉菌は有害な菌を排除する働きもある。悪玉菌を減らせばいいわけではない。
- 腸は体の免疫力の70%を担い、脳との関係が深い重要な臓器である。
- 腸は免疫の他、栄養素の吸収やビタミンの合成、ホルモンの生成、排泄などを行う。
- 腸内環境が整うと、免疫力UP、太らない体質への変化、肌や血管などが若返る。
- 腸内環境が整えば、幸せホルモンの増加や疲れがとれるなどの効果もある。
- アルコールは腸（小腸）から80%、胃から20%吸収される。
- お酒に強い人（NN型）、ある程度飲める人（ND型）、飲めない人（DD型）に分かれる。
- お酒を飲む際は、ND型など個々の体質を知って、適量を意識する。
- 適量のお酒を飲むと、ストレスが減り、腸内環境が整う。

第2章

「腸」が喜ぶ！ストレスなく健康的にお酒を飲む方法

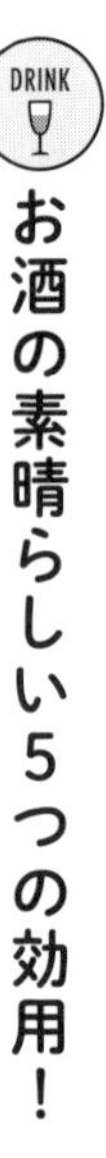

お酒の素晴らしい5つの効用！

さて、第1章で腸がいかに大切かということと、お酒についてまず知ってもらいたいことを述べてきましたが、ここからが本題です。お酒、つまみ、食事全般について、以降の章でそれぞれ順に詳しく説明していきます。

では、まずお酒の特徴と医学的な見地からの「酒と体」、飲み方などについて見ていきましょう。

まず、人はなぜお酒を飲むのか。楽しみ、辛さを忘れる、暇つぶし、手持ち無沙汰、病気など、人それぞれいろいろな理由があると思います。これらは個人的な心身または環境、状況の問題です。

最初の章で説明したように、アルコールを分解できる遺伝子を2つ持つNN型のタイプの人はいくらでも楽しく飲めますが、1つしか持たないND型の人はそこそこ楽しめることになります。一方、まったくの下戸であるDD型の人はお酒を飲めないのですから、基本的にお酒自体で楽しめません。できるとすれば、場の雰囲気が好きとか、酔った人の本音を聞いたり、おもしろおかしい話を聞いたりするのが楽しいということでしょうか。ある意味、最高クラスの人づき合いのいい人です。

一切お酒を受けつけないという人にとっては、この章はちょっと参考にはならないかもしれませんが、おつき合いください。

さて、お酒を飲むとどんな良いことがあるのでしょうか。その「5つの効用」を簡単にまとめておきましょう。ちなみに、これは適量を飲んでいるときであり、限度を超えた飲み方をした場合はこの限りではありませんのでお気をつけください。

まず1つ目です。お酒が胃の中に入ると胃が動き出します。これを「ぜん動運動」といいますが、胃も腸も、ぜん動運動をすることで食物を消化しながら体内で移動させていきます。**アルコールが入るとぜん動運動が始まり、その刺激によって空腹感が増して、食欲が増進します。**この食欲増進効果が1つ目の効果です。

たとえばフランスでは最初にワインやシャンパンなど、「アペリティフ」と呼ばれる食前酒を飲む習慣があります。ほかの西欧諸国にも名前やお酒の種類は違っても似たような食前酒を飲む例があるので、一般的な習慣なのでしょう。この後に来る食事に対してより期待が高まり、いざ目の前にすると本来の味以上のおいしさを感じるのではないでしょうか。

2つ目の効果は、お酒を飲むと、血管が拡張されて血液の流れが良くなるということです。これは皆さん体感したことがあると思いますが、体がポカポカと暖かくなって気持ちよくなります。この状態のときは**血行が良くなるので体の疲労を回復させてくれます**。

3つ目です。酔うと気持ちが高揚し、大きな声で話したり笑ったりする人がいますよね。お酒を飲むと、血液に入り込んだアルコールが体内を回って大脳に流れ、大脳皮質の抑制が一時的にゆるみます。そのため**緊張がほぐれて思考や感情の「たが」が外れ、平常時よりも陽気になり、元気になります**。

そうすると、会話が弾んでおもしろい話題が飛び出したり、逆に胸に秘めていた悩みなどを相談し、された側も共感する度合いが高くなっているので熱心に話を聞いてアドバイスしたりするのです。お互いに腹を割って話すというときにも、お酒の場は向いています。泣き上戸、笑い上戸、怒り上戸など、さまざまなタイプの酔い方をする人たちがいますが、だいたいは脳の緊張が緩んだことが原因です。

4つ目は、私がお酒の一番のメリットだと思っていることです。それは、ストレスが緩和されることです。

お酒を飲むと血行が良くなり、脳の緊張がほぐれますが、それによって気分が良くなり、日頃のストレスを晴らすことができます。会社であった嫌なこと、営業先で怒られたこと、夫婦や恋人間の行き違いなど、気持ちが沈んでしまうことはこの世の中のいたるところにあります。そんなストレス社会を乗り越えるには、お酒で一時でもいい気分になることが大切です。

これは心の問題だけではなく、医学的な健康の面でも重要なことなのです。

ストレスを抱え込んでいると自律神経が乱れ、本来無意識の状態で機能している生命活動のどこかがアンバランスな状態となり、消化器、循環器などの機能が低下したり、不眠症、そこはかとない不安、イライラなどがつのってうつ病、さらには認知症になったりします。ストレスは万病の元なのです。

そんな気持ちを少しでも解消し、憂さ晴らしをすることができる。これがお酒の最大の効果でしょう。

最後の5つ目。やはり「酒は百薬の長」とはいったもので、適度のアルコールを飲むことで、**血流を促し、動脈硬化などを予防するＨＤＬコレステロールを増やして、「血栓」をできにくくすることにつながります。**焼酎には血栓を溶かす力があります（90ページ参照）。

とはいえ、**大切なのは適量を飲むだけにしておくということ。**月に1度ぐらいハメを外す程度ならまだいいですが、毎日お酒を飲んだほうがいいNN型遺伝子を持った人でも、やはり1日1~2合までにとどめておくべきでしょう。また、入浴前や薬を飲む前後の飲酒は危ないので絶対に避けてください。

お酒をおいしく飲みたいなら、日常的に胃腸の調子を整えておく必要があります。そのときに真っ先に考えておくべきなのは、腸内フローラの状態です。腸内フローラはすべての体のバランスを整える要となるからです。

腸内フローラのベストなバランスは、腸内にたくさんの善玉菌、わずかの悪玉菌、そしてどちらにも味方する日和見菌をほどほど存在させておくことです。日和見菌は、善玉菌が多いと善玉菌と同じ働きをし、悪玉菌が増えるとそちらに味方する日和った性質があるため、こんな名前となりました。詳しくは第1章の43ページで説明をしたとおりです。

DRINK お酒を飲むと、糖とアルコールの代謝、分解で「肝臓」は大忙し

近年注目されている言葉に「血糖値スパイク」があります。これは、普段は血糖値に異常

肝臓の主な働き

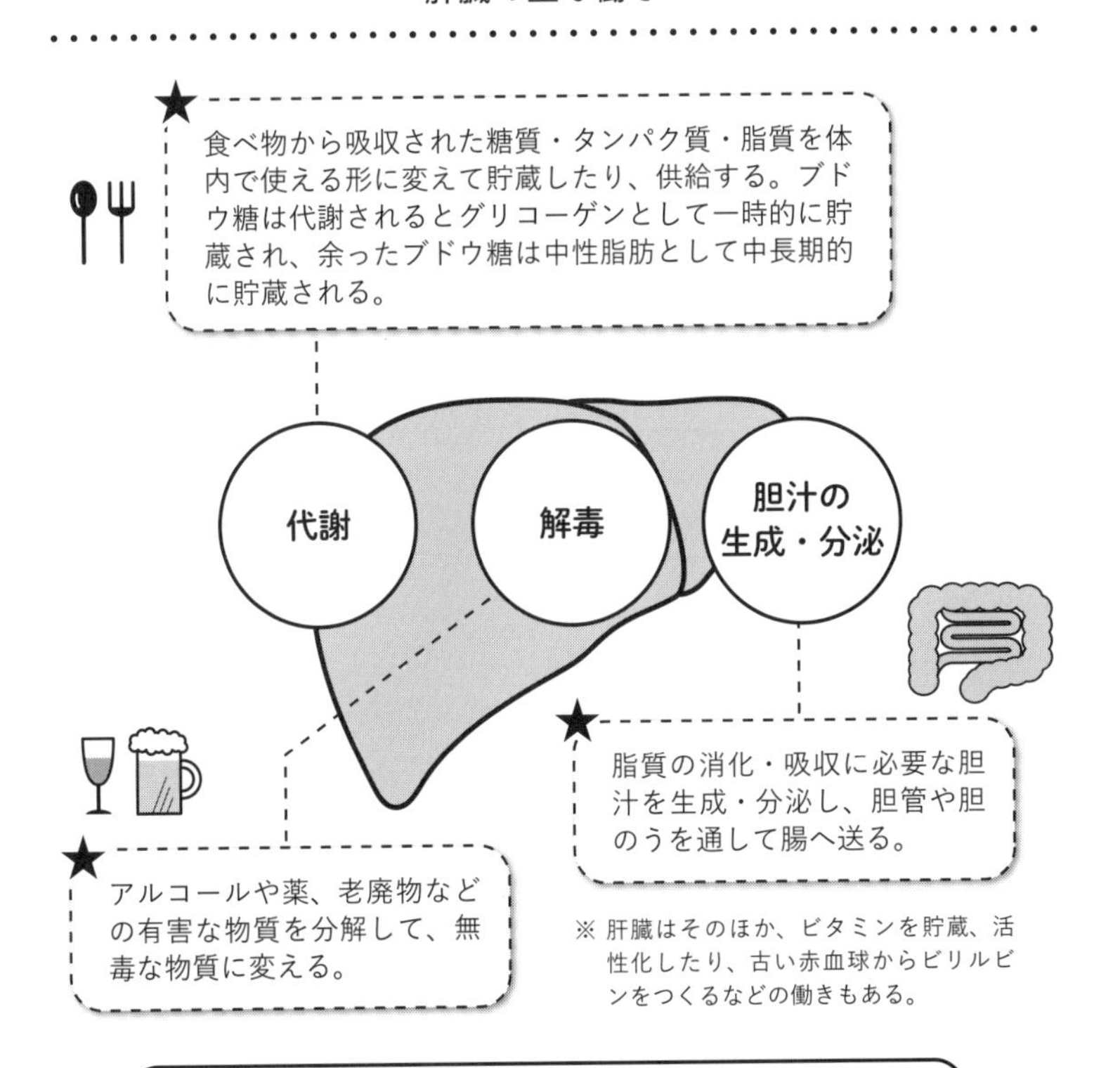

※ 肝臓はそのほか、ビタミンを貯蔵、活性化したり、古い赤血球からビリルビンをつくるなどの働きもある。

肝臓では、食べすぎ飲みすぎなどで処理しきれなかったブドウ糖は「中性脂肪」に代わります。一方、糖の代謝とは別に、肝臓ではアルコールの分解（解毒）も行われますが、アルコールを大量に飲むと、その分解を優先するため、ブドウ糖の代謝が後回しにされて、ブドウ糖は「中性脂肪」となって肝臓に蓄積されます。これらは脂肪肝から糖尿病、肝炎、肝硬変などに至る危険性をはらんでいます。

が見られない人、つまり空腹時血糖値が高くない人でも、食後1時間ぐらいの血糖値を測定すると、急激に上昇しているという現象です。ご飯を食べた後に眠くなることがありますが、それは食後の血糖値が急上昇しているから。このような状態が頻繁に起こる人は、放置していると糖尿病になりやすくなり、動脈硬化のリスクも高まることがわかりました。

一般的に炭水化物（糖質）を多く食べたり、甘いものを食べたりすると、その後に血糖値が急上昇します。糖分の分解は、ブドウ糖が小腸から吸収されて門脈から血管に入り、肝臓に至って、グリコーゲンとして肝臓に貯蓄されます。その後、グリコーゲンは必要なときにブドウ糖に再合成され、血管をとおして全身に送られエネルギーとなるのが基本的なしくみです。

しかし**肝臓に至ったブドウ糖の量が多すぎると、処理しきれなかったブドウ糖は「中性脂肪」に代わり、肝臓に溜まって脂肪肝となります。**脂肪肝になって肝臓の機能が落ちてくると、血糖値をコントロールするインスリンに対する抵抗力（インスリン抵抗性）が高くなり、血液中のブドウ糖を取り込まなくなります。これが血糖値を高め、やがて糖尿病を招くことになります。

一方、**糖質の代謝**とは別に、肝臓では**アルコールの分解**も行われています。ちなみにアルコールは8割が小腸、残り2割は胃から吸収され、血管に入り肝臓にやってきます。

肝臓に至ったアルコールは、アルコール脱水素酵素（ADH）などの酵素で分解され、「アセトアルデヒド」を生成します。このアセトアルデヒドが二日酔いや頭痛の原因になる曲者です。アセドアルデヒドは続いてアセトアルデヒド脱水素酵素（ＡＬＤＨ）という酵素の働きで、「酢酸」になり、さらに水と二酸化炭素に分解されて、汗や尿、呼吸によって排出されるしくみです。

ところが**アルコールを大量に飲むと、アルコールの分解が優先され、ブドウ糖の代謝が後回しになり、ブドウ糖は「中性脂肪」となって肝臓など体内に蓄積されます。**こちらも肝機能を低下させるため、脂肪肝や糖尿病を引き起こす原因となります。

つまり、**お酒を飲みながら食事をすることで、肝臓の中では糖の代謝とアルコールの分解の両方が行われることになり、どちらも過剰に摂取すると脂肪肝から糖尿病に至る危険性をはらんでいるわけです。**

以上から判断すると、お酒を飲みすぎた場合、糖質が高いアルコールは最も体に良くないということになります。

ちなみに、肝臓の働きを助ける食べ物としては良質なタンパク質、ビタミンB群（176ページ参照）などがオススメです。また食物繊維は胃腸に長くとどまるためアルコールの吸収をゆるやかにして肝臓をラクにします。

健康に気をつけて、糖質ゼロとカロリーオフのお酒にするって!?

たとえば最近増えているカクテルやサワー類。甘くてしかもアルコール度数は9%のものも続出しています。これらのメリットは、飲みやすくしかも安く酔えること、つまり今どきでいえば「コスパ」が良い、ということです。これらのカクテル・サワー類の中には、「糖質ゼロ」「カロリーオフ」などとうたっているものがあります。しかしこれはちょっとした落とし穴なのです。

「糖質ゼロ」の場合、甘さはカロリーのない人工甘味料などを使用しています。後述しますが、人工甘味料は脳の満足度を狂わせ、「もっと欲しい」という欲求を増長させます。**人工甘味料の摂取しすぎは、味覚を失わせ、脳の反応を鈍らせて認知症を引き起こしやすくなるうえ、結局、食事もたくさん欲しくなり、肥満にもつながります。**また、アルコール度数の高いお酒には、それだけたくさんアルコールがはいっているため、肝臓での処理がしきれずに中性脂肪の増加にも関わってきます。

「カロリーオフ」も数字のマジックです。国が定めている「食品表示基準」では、**100ミリリットルの飲み物については、5キロカロリーまでは「カロリーゼロ」と表示でき、20キロカロリーまでは「カロリーライト」「低カロリー」「カロリーオフ」などと表示して**

もいいことになっています。ラベルなどの「一般表示事項」に「エネルギー３キロカロリー」とあっても、「カロリーゼロ」の飲み物として販売できるのです。「ゼロはゼロではない」。これが低カロリードリンクの実態です。さらにアルコールが入っているのですから、飲みすぎれば中性脂肪になるのです。

結局、カロリーオフでもオフでなくても、アルコールを摂取するのには変わりありません。アルコールをたくさん飲めば、中性脂肪が増えて、肥満につながるのです。こうした糖とアルコールと肥満の関係と「ゼロマジック」については、２０１０年のオーストラリアの研究、さらに２０１３年のハーバード大学医学部の研究などで発表されました。

腸が喜ぶのはどの種類のお酒？

こうしたことからお酒を種類別に見ていくと、まずこれまで説明に使ってきた缶入りのカクテルやサワー類は甘くてアルコール度数が高いので、控えたほうがいいでしょう。

日本酒やワインなどお酒については一般的に、甘口のもののほうが辛口より、血糖値が高くなります。つまり、辛口のほうがいいということです。

ワインなら、ポリフェノールをたくさん含んだ辛口の赤ワインほど一番血糖値が上がりにくくなります。白ワインでも辛口の低糖質なら血糖値は上がりにくいです。日本酒も辛口のほうがオススメです。日本酒と焼酎を比べると、圧倒的に焼酎のほうが血糖値を上げにくいお酒です。ビールは糖質の多いお酒ですが、ウイスキーは血糖値が上がりにくいお酒です。

以上からわかることは、**甘さや辛さだけでなくお酒の種類によっても異なるということであり、焼酎とウイスキーの両者に共通していることは「蒸留酒」**だという点です。

一般的にお酒をつくる方法は、まず原料となるもの（主に穀物）のデンプンを糖化させ、その糖を酵母の力で「発酵」させてアルコールにすることです。

日本酒やワイン、ビールなどはその発酵した原液をろ過してお酒にします。これが**「醸造酒」**のつくり方です。

一方、ウイスキーなどの**「蒸留酒」**は、発酵させた原液に熱を加えて蒸発したアルコールだけを取り出し、さらに樽に入れるなどして寝かせてつくります。

醸造酒は、酵母がアルコールに弱いため、アルコール度数が高くなると死んでしまいます。ですから、せいぜい度数20％程度までのお酒にしかなりません。しかし、蒸留酒は、蒸発さ

醸造酒と蒸留酒の違いを知ろう

仕込み → 醸造 → 蒸留

〈原料〉
麦・いもなど
酵母

水 ▶ 醸造酒 ▶ ▶ 蒸留酒

アルコールを加熱して蒸気を集め、それを冷却して液体に戻す。この一連の作業を「蒸溜」といい、混合物を蒸発させた後、再び凝縮する流れになる。沸点の異なる成分を分離・濃縮することで行われる。

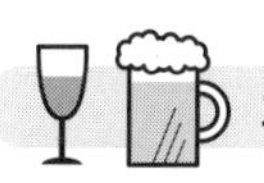

主なお酒の種類

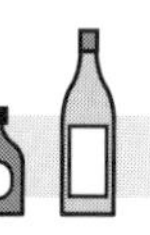

醸造酒

ワイン（ブドウが原料）
ビール（麦芽が原料）
日本酒（米が原料）
など

蒸留酒

ブランデー（ブドウが原料）
ウイスキー（麦芽が原料）
焼酎（米、いもなどが原料）
など

混成酒

ヴェルモット（ワインに香草やスパイスを配合したもの）
リキュール類（蒸留酒に香味、砂糖などを加えたもの）
など

せたアルコールを使うため、酵母の影響を受けず、高濃度のお酒となるのです。

ビール、日本酒、ワインは醸造酒の典型です。これらはろ過しただけなので糖質を含んでいます。一方、焼酎や泡盛、ウイスキーなどの蒸留酒は、蒸発させてアルコールを取り出しているため、糖質部分は捨てています。つまり、余計な糖質がないので、血糖値が醸造酒よりも上がりにくいのです。

つまり**飲みすぎないという前提において、糖質や血糖値の面で体に良いお酒はウイスキーや焼酎などの蒸留酒ということになります。**

飲む前の牛乳はいわゆる都市伝説なの？

お酒を飲む前に「胃腸に膜をつくる」ものとして、牛乳が挙げられます。「そんなのは都市伝説だ」という方もいると思われますが、まんざら嘘ではなく膜自体はつくられます。ただし、アルコールはそれよりも小さな分子であるため、**牛乳でできた膜で吸収を悪くさせることはできません。それは牛乳を飲まなかった方とほぼ同じです。ただし異なるのは、アルコールの分解のスピードです。**

「酔う」という状態は、血中のアルコール濃度が高くなることで発生します。そして血中アルコールがゼロになったとき、酔いが覚めた状態、つまり普通の状態に戻るわけです。**通常、血中アルコールの濃度がゼロになるためには7～8時間かかりますが、牛乳を飲んでいるとその分解速度が早まり、5～6時間ぐらいで、酔い覚めを早める効果がある**ことが研究でわかっています。

しかし牛乳自体が問題です。周りに、「牛乳が飲めない」「牛乳を飲むとお腹を下す」という人がいませんか。意外と多くいるはずです。日本人は牛乳を飲む習慣がほとんどなかったせいか、牛乳を分解する酵素を7割ぐらいの人が持っていないのです。欧米人や中央アジアの人たちは牛乳を分解できるのですが、多くの日本人にはそれができません。

牛乳は、分解できればカルシウムなどを豊富に含んでいるので有効な飲み物です。そこから「牛乳を飲むと背が伸びる」などともいわれてきました。しかし、実際に日本人が牛乳を飲むようになったのは、戦後に給食制度が始まってからのこと。欧米の酪農農家を支援する目的でＧＨＱの施策として導入されたもので、それほど歴史は古くないのです。ですから、日本人には正直なところ、牛乳は向いていない飲み物です。

お酒を飲む前に飲んでおくのであれば、**「ウコン」**などの栄養ドリンクが適しています。ウコンに含まれる「クルクミン」という成分は、胆汁の分泌を促進させ、二日酔いの原因となるアセトアルデヒドの分解を早める解毒的作用があります。

ただ、**ウコンには鉄分が多く含まれています。鉄は人体には必要なミネラルですが、摂取しすぎると肝臓に沈着してしまい、肝臓を悪化させる可能性があるので**、特に脂肪肝などですでに肝臓を傷めている人は頻繁に飲まないようにしたほうがいいでしょう。

ほかに、タコやイカ、シジミ、牡蠣などに含まれる「**タウリン**」がドリンクやサプリで販売されています。これも肝臓を守る効果があるので、そういうドリンクを選んでもいいでしょう。また、ごまなどに含まれる「**セサミン**」や、大豆やひまわりの種に含まれる「**L－システイン**」などもその効果があります。

飲みすぎた後に肝臓に効くのはシジミ汁です。アセトアルデヒドで傷ついた肝臓の細胞を、シジミに豊富なタンパク質やビタミン、ミネラルが癒してくれます。シジミはタウリンに加え、肝臓の疲労の一因となるアンモニアを解毒する「**オルニチン**」も含みます。成分が水に溶け出しやすいので汁も身も食べましょう。

また、牡蠣には「**亜鉛**」が多く含まれ、肝臓の機能低下を防ぐ働きがあることも覚えておきましょう。

お酒を飲む前、飲んだ後にこれらをうまく使って、腸にやさしいお酒ライフを実現してください。

お酒を飲むと下痢をしやすくなる理由

お酒を飲んだ翌日、どうもお腹の調子が良くない、または下痢をするという人もいるのではないでしょうか。また、アルコール依存症の患者の多くは日常的に下痢気味の便を排出することが多いです。では、お酒と下痢にどのような関係があるのか説明しましょう。

下痢には原因によっていくつかのタイプに分類できますが、アルコールの下痢は大抵「**浸透圧性下痢**」に該当します。これは、塩分の多いものや甘いものなど水分を取り込もうとする**浸透圧が高いものが腸に残ったとき、腸による水分の吸収を阻害してしまい、腸内に水分が多くなって、便がゆるくなる**というタイプの下痢です。

アルコールは小腸で8割がた吸収されますが、**お酒を飲みすぎると小腸の粘膜の働きが弱くなり、脂肪や水、ナトリウムなどが吸収されにくくなります。**その結果、腸内に水分が多くなり、浸透圧性の下痢になります。

しかも、**本来なら小腸で消化・吸収されるべきものが吸収されず大腸に流れ込むので、同じ量を食べてもアルコールを飲んでいないときより排出物が増えてしまいます。**未消化、未吸収の食べ物が大腸に到達すると、大腸は速くそれらを排出しようとしてぜん動運動が通常より活発になり、腸を通過するスピードが速くなります。こうして、水分の多い未消化のものを含んだゆるい便が排出されるわけです。

飲酒の下痢を避けるために一番大切なことは、実に単純な話ですが、お酒を飲みすぎないことです。宴席などで楽しく飲んでいると、ついつい飲み過ぎてしまいがちですが、自分の適量を超えると、消化・吸収能力が弱まってしまいます。アルコール度数の高いお酒を多く飲むと、当然下痢を起こしやすくなります。

また、ビールも要注意です。ビールには糖質が多く含まれていますが、**大量に飲むと、糖質が消化されないまま大腸に流れ込みます。その糖質を大腸の腸内細菌が発酵させて水と二酸化炭素に分解しますが、そのときの水が腸内の排泄物をゆるませるために下痢となるわけです。**

暑い夏に冷えたビールをジョッキで流し込む快感は理解しますが、腸にとってはありがた迷惑な行為なのです。ちなみに、**空きっ腹にお酒を飲むと、すぐに水分が腸に流れ込んでしまうため、やはりこれでも下痢を起こしやすくなります。**

さらに、アルコールを大量に飲むとトイレが近くなって、飲んだアルコール以上の尿を排出して脱水症状を起こすため、それを克服しようとさらにビールや水を飲んでしまい、**腸の中に水分をたっぷり流し込んでしまいます。**水分はすぐには吸収されないので、脱水症状の解消よりも水分過多の状態になります。このことも下痢の要因です。なお、スポーツドリンクのほうが水よりも吸収が早いので脱水症状を克服できます。

また、脂っこいものは消化に時間がかかるので、過度の飲酒で胃腸の粘膜が弱っている場合は、**消化されないまま大腸に行き着いてしまいます。**これも下痢の要因です。お腹の弱い人は、おつまみでも脂質や糖質が少なく、消化のいいメニューを注文したほうがいいでしょう。

「チャンポンで悪酔いする」は迷信？

まずはビール。そしてワイン、日本酒、ウイスキー。いろいろな種類のお酒を飲んでベロベロになり、翌日にひどい二日酔いに襲われたとき「昨夜、チャンポンしちゃったからなぁ」などといいますよね。

「チャンポン」は「いろいろと混ぜること」などの意味で、インドネシア語の「チャンプルー」から来ているともいわれていますが、それはさておき、「チャンポンした」から「悪酔いした」という図式は、実は根本的に間違っています。なぜなら**お酒を混ぜて飲むことと、悪酔いすることとは、原因と結果がつながる根拠はないからです。**

「悪酔い」は、大量のお酒を飲むことで発生する「アルコール摂取量」の問題です。**アルコール摂取量が同じ量だったら、何種類飲んでも1種類だけでも同じ酔い方をします。**強いて影響があるとすれば、飲むお酒を変えることで味が変わったり、次の店に行って雰囲気も変化して「飲み直そう」という意識が高まったりして、本来飲める量以上のお酒を飲んでしまったという可能性は考えられます。

ちなみに、「ワインだと悪酔いする」というように、ある種類だけでひどい二日酔いになるとしたら、それはたとえばワイン自体が体に合わないか、以前にワインを飲みすぎてひどい目にあったというトラウマが原因だと思われます。

ただ、ビールとウイスキーを両方飲んだからといって、そこで化学変化なりが発生することは基本的にないはずなのですが、「基本的に」とつけたのには理由があります。

日本酒やワインなど醸造酒については、蒸留酒と違って醗酵した原液を絞るなどして直接お酒にします。この際にもちろん、ろ過はしていますが、何らかの不純物はお酒に残ります。これが醸造酒の風味やうま味にもなっているわけですが、ともに醸造酒である日本酒とワインを飲んだとき、お互いに含まれる不純物がぶつかり合うケースが稀にあります。

何と何が一緒になるとどう悪くなる、というところはケース・バイ・ケースですが、どうなるかわからないというのが現状です。そもそもそんなに生じることではありませんが、**不純物同士のぶつかり合いによって何らかの症状が出る可能性は全否定することはできません。**

日本酒のいいところを知りたい！

いろいろな種類のお酒を飲むという話を続けましょう。

たとえば日本酒には、醸造アルコールを加えていない「純米酒」、醸造アルコールを加えている「吟醸酒」「本醸造酒」などの種類があります。「純米酒」と銘打っていれば米と米麹だけを原料としてつくられた日本酒です。一方、「吟醸酒」などは米と麹で発酵させたうえで、醸造アルコールを加えています。その工程によって風味や味わい、コクなどを出して調整しています。

普通に考えれば純米酒のほうが混じりけがなくて高価なように思いますが、酒蔵によっては吟醸や大吟醸などのほうが値が張ったりもします。その絶妙な味の決め方もひとつの秘伝の技術なのでしょう。

どちらが口に合うかも人それぞれ。原材料表示を見て何が入っているかを確認してから、日本酒の飲み比べをしてみるのもおもしろいかもしれません。

醸造酒である日本酒は糖質が多く含まれていますが、ほかのお酒にはない素晴らしい効果もあります。それは、**グルタミン酸やアルギニンなど「アミノ酸」を多く含む**ということです。ほかのお酒にくらべて倍以上のアミノ酸を含みます。**アミノ酸はコラーゲンなどのタンパク質の原料になり、保湿効果もあることから美肌になります。**特に醸造アルコールを加えていない「純米酒」のほうがアミノ酸を多く含み、美肌効果が高いとされます。

サワーに生レモンって腸的にどうなの？

安全基準をクリアして商品化されているのですから、この酒は良い、これは悪い、ということはありません。ただ、不純物を含まない蒸留酒のほうが、糖質や血糖値のことを考えると良いですとすでに書きました。しかし、前項で紹介した日本酒の美肌効果や、後述するワインの抗酸化作用などもあり、いちがいに、いい悪いはいえないのも事実です。もちろん味の好みや好き嫌いもあるでしょう。**読者のみなさんにはそれぞれの長所短所を知っても らってから、飲んでいただければと思います。**

蒸留酒はアルコール度数が高いので、飲み方もストレート、ロック、水割りなどいろいろとあります。蒸留酒といえば、日本酒に次いで日本人になじみの深い焼酎があります。

九州・沖縄方面ではむしろ、醸造酒の日本酒よりも、焼酎や泡盛といった蒸留酒のほうが好まれています。この焼酎には「甲類」と「乙類」という違いがあるのですが、ご存知でしょうか。

この差は製法によって異なることを表していますが、正式に分類されたのは1949年の酒税法制定にさかのぼります。

焼酎の**「甲類」**は、伝統的な焼酎のつくり方と違って、新しい製法でつくられるようになった焼酎です。原料を糖化して発酵させ、できたもろみを「蒸留塔」というものに入れて連続でアルコールを抽出したものです。大量生産できる焼酎で無色透明、クセのまったくないのが特徴のため、サワー類などによく用いられます。お店やスーパーで大きなペットボトルなどに入れて売られているタイプの焼酎です。

一方の**「乙類」**は、昔から伝統的につくられ続けている焼酎です。麦やさつまいも、そば、黒糖などさまざまなものを原料にし、発酵させたもろみを「単式蒸留器」という機械で生成します。これは1回しかアルコールを取り出すことができません。その代わり、原料の香りや風味、味など、多様な焼酎のクセが出るため、ロックや濃いめの水割りなど、焼酎のクセを楽しみながら飲むタイプです。大量生産できないので、甲類ほど安くはありません。

ちなみにもうひとつ、**「甲類乙類混和」**などという混合焼酎があります。これはその名の通り、甲類と乙類をブレンドさせたものです。乙類は全体的に価格が高めになりますが、安く量産できる甲類と合わせることで、価格が安くなり、乙類のクセを薄める（または甲類にクセを加える）という効果があります。どちらの分量が50％を超えているかによって、甲類と乙類のどちらが前に来るか決まり、甲類が多いときには「甲類乙類混和」と呼ばれます。

一般的に「甲類」は、レモンなどの酸味のあるものなどを混ぜることで、「○○サワー」などと名づけられてメニューに載っています。ただこのサワー類は、果汁が入っているものもあればそうではないものもあります。人工着色料や人工甘味料などが含まれているものは、あまりオススメできません。特に**人工甘味料については、第5章で詳述しますが、摂取し続けていると認知症につながる危険性もあるので要注意です。**

サワーを飲むなら、生レモン、生グレープフルーツ、生キウイなど、**生の果物を搾って**

いれるタイプのサワーのほうが、果物の持つビタミンやそのほかの固有の栄養素を取ることができるので、断然、体にいいお酒です。

カクテル類も、高級なお店で飲むものなら信頼できますが、安い居酒屋のものは「カクテルの素」のようなものを使ってつくっているので、積極的にはオススメしません。水については第3章で解説します。

一方、「乙類」の焼酎は、クセがあるため好き嫌いがはっきり出ますが、嫌いでない方は、なるべくロックかストレートで、焼酎の本来の味を楽しみながら飲むほうがいいでしょう。

ウイスキーにしてもそうですが、蒸留酒は風味が豊かです。そのかわりアルコール度数が高いので、チェイサーとして水を用意して交互に飲むようにしたほうが、お酒の本来の味を楽しみつつ、水を含んで胃の中で希釈できます。また、口の中を水で一旦リセットしますから、再びお酒を口に運んだときにまた新鮮に味わうことができます。

映画などでウイスキーをグラスに注いで一気に飲み干すという場面を見かけますが、あれはあまり良い飲み方ではありません。何年も仕込んでつくられたお酒なのですから、その豊かな味をゆっくりと楽しみ、つくった方々に敬意を払うことも大切です。

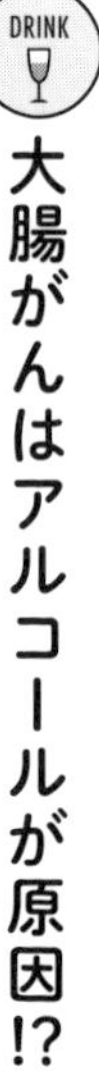

大腸がんはアルコールが原因⁉

厚生労働省が発表した「平成29年（2017年）人口動態統計（確定数）」の中で、日本人の死亡原因として最も多かったのは全体の27・9％を占める「悪性新生物＝がん」でした。男性では31・9％、女性では23・5％でともに1位となっています。

がんの部位については男女ともに「気管、気管支、肺」が1位ですが、項目として分かれている「結腸」と「直腸S状結腸移行部および直腸」をひとまとめに「大腸がん」とすると、大腸がんがトップとなります。

人間の体はおよそ37兆個の細胞からできています。ちょっと前までは細胞数は約60兆個といわれていましたが、その計算方法の信憑性が薄く、部位ごとに細胞の大きさも異なるため、それぞれの部位に合わせて特殊なスケールを用いてきちんと計測した結果、約37兆個という数字がはじき出され、現在ではその数値が最も正確だとされています。

この37兆個の細胞は、新陳代謝を絶えず繰り返しており、毎日2％程度が入れ替わっているとされています。入れ替わる細胞は部位によって異なるので、全身が2％ずつ入れ替わっているわけではありませんが、たとえば骨は3カ月、血液は4カ月で全部が新しく入れ替わっているといわれます。

大量のアルコールが引き起こすさまざまな症状

アルコール性脂肪肝

中性脂肪が肝臓に多く蓄積された状態。血流障害が起き、肝細胞の壊死、肝機能の低下を招き、肝炎、肝硬変、肝臓がんなどに進むこともあります。

アルコール性肝炎

腹痛、発熱、黄疸などの症状が出ます。重症化して死に至ることもあります。

肝硬変

アルコールによる肝障害の最終段階。腹水、黄疸、吐血などの症状が出ます。

膵炎

急性と慢性があり、慢性膵炎から糖尿病になることがあります。

脳の機能の低下

アルコールの大量摂取は脳細胞の活動に強い抑制作用をもたらします。記憶や学力の低下などを招き、認知症のリスクも高まるといわれています。

がん

世界保健機関（WHO）、国立がん研究センターなどによると、アルコールは食道、胃、肝臓、大腸などのがんや乳がんなどの原因とされています。アルコールそのものに発がん性があるとされ、アルコールの分解で生じるアセトアルデヒドの影響で食道がんになる可能性が指摘されています。

その他

大量の飲酒は、肝臓で多くの活性酸素を発生させ、循環器・消化管疾患のリスクを高め、口腔環境の悪化による歯科疾患、急性アルコール中毒、肥満、高血圧、脂質異常症などをもたらします。アルコール依存症はうつ病との関係性も指摘されます。

細胞を新生するためには、前の情報を正確に次に引き継がなければいけませんから、DNAのレベルで完全コピーを行って入れ替わります。ただ、これがときどき失敗するのです。物事すべてが100%成功することはあり得ません。人体も同じです。コピーし損なった細胞の一部がやがてがん細胞となります。がん細胞の発生は1日に数千個に上ると推測されていますが、それらがみんながんになっていたら、人はたちまち死んでしまうでしょう。

ところが、そう簡単に人間は死にません。**がん細胞を退治してくれるシステムを、人体が持っているからです。それが免疫機能です。**さまざまな免疫細胞や組織、酵素などが働いて、敵であるがん細胞を攻撃し、退治してくれるのです。私の専門である免疫学は、この機能を追求する学問です。

この免疫機能の主要な部分を担っているのが、大腸に存在する腸内細菌です。習慣的にアルコールを大量に飲んでいる人は腸内フローラが著しく乱れ、環境が悪化することで腸内細菌のバランスが崩れて免疫力が低下し、大腸がんになりやすいことがわかってきています。

その結果、現在では、国立がんセンターの「がんのリスク・予防要因　評価一覧」においても、大腸がんの原因として「飲酒」が確実であるという、お酒好きには嬉しくない「お墨つき」をいただきました。

腸内細菌は主に大腸に存在し、花畑のような腸内フローラを形成しています。その数は２００種類、１００兆個あるとされ、人間の細胞数よりもはるかに多く、また腸内細菌の総重量は１・５キロ弱になります。これらが免疫を司っているのですが、**この「花畑」がアルコールによって荒らされて、免疫機能が働かなくなって大腸がんにいたる可能性が非常に高くなっています。**

アルコールを飲むと血行が良くなり、胃腸の働きが活発になって消化酵素も多く分泌され、食欲がアップします。このように**アルコールは食欲の増進作用を持っていますが、その量が多くなると、今度は腸内で毒性の強い細菌が増えて、腸内フローラを荒らす**ことが米国国立衛生研究所の研究によってわかりました。

また、東北大学大学院工学研究科と久里浜医療センター、国立がん研究センターの共同研究により、アルコール依存症の患者の腸内細菌には**「偏性嫌気性菌」という、酸素がある環境では生きられない菌が減少し、一方「通性嫌気性菌」という、酸素のある状態でも生きられる菌が増加していたことが**確認されました。

偏性嫌気性菌はビフィズス菌、バクテロイデス、ユウバクテリウムなど腸内フローラを構成する細菌であり、**通性嫌気性菌は大腸菌、腸球菌など**が代表です。

さらに、アルコール依存症患者の腸内フローラは、**アルコールが分解されてできる毒性を持つアセトアルデヒドを生成する能力がない**こともわかりました。アセトアルデヒドを生成する菌が主に偏性嫌気性菌であり、その数が減っていることからこのような現象が起きるわけです。

この研究によってアルコール依存症患者に代表される、酒豪の腸内フローラの様子が確認されたことになります。

ところで、アセトアルデヒドについては、世界保健機関（WHO）のがん研究機関IARCが、2010年に発がん性があるという結論を出しています。つまり、お酒を大量に飲むことによって生じるアセトアルデヒドが、大腸がんを引き起こすことにつながることがわかっています。ところが、アルコール依存症患者については、腸内フローラが荒らされているせいで、逆にアセトアルデヒドを生成しない場合があるという結果となったわけです。

事実としての腸内環境の状況は判明したのですが、アルコール依存症とアセトアルデヒド、そして大腸がんという関連については、むしろ不明点のほうが多くなってしまったともいえます。

2017年に科学雑誌『ネイチャー』に発表された研究では、アセトアルデヒドについて新たな報告がされました。

人体には2つの防御システムがあります。ひとつはアセトアルデヒドを取り除くシステム、もうひとつが傷ついたDNAのダメージを取り除くシステムです。この研究でわかったのは、この2つの防御システムでアセトアルデヒドの毒性を取り除くことができない場合、DNAは不可逆なダメージを受けるという点です。

アセトアルデヒドに対抗する「アセトアルデヒド脱水素酵素（ALDH2）」という防御システムが弱いと、DNAは大きなダメージを負うのです。

これは今のところマウス実験でしか確認されていませんが、人間は人種によって遺伝的にALDH2の弱いタイプが8％存在し、その多くは東アジア、つまり中国、朝鮮半島、日本などに分布していることが判明しています。**日本人についていえば、頻繁に大量のお酒を飲み、アセトアルデヒドを体内に抱えている状態の人は、DNAを損傷しやすい傾向にあるということです。**

損傷したDNAが多すぎるとき、アルコールで腸内フローラが荒らされて免疫機能が低下していると、損傷したDNAという異物を攻撃する力も弱まっているということになります。すなわち、がん細胞に進展する機会を多く与えている可能性は高いのではないでしょうか。これはあくまで調査結果を踏まえたうえでの推測です。

『ネイチャー』に発表された研究はまだマウス実験までの報告であり、前述したアルコール依存症患者の調査についても、不明点や矛盾点がいろいろと出ています。**腸内フローラの研究は始まったばかりなので、今は確実なことはいえませんが、今後こうした点についても詳しいしくみが判明してくるものと思われます。**

腸のために「ポリフェノール」をこまめに取る

数あるお酒の中で、腸内細菌にとって特別な働きを示すお酒があります。それが赤ワインです。赤ワインといえば、あの赤黒い色。熟したブドウの皮から出た色素です。このブドウの皮には、老化を促す活性酸素に対抗する**抗酸化作用を持った「ポリフェノール」**が含まれています。ちなみにこのポリフェノールは、ブドウのほか、リンゴ、カカオ、豆類、麦などにも含まれています。

今から20年ほど前から、赤ワインによって動脈硬化予防やがん予防が可能であるという報告がなされました。近年になってこのポリフェノールの一種である「プロシアニジン類」についてマウス実験などを試みたところ、**プロシアニジン類の摂取によって、高脂肪などで悪化した腸に善玉菌が増えて腸内バランスが改善する**という結果が得られました。

赤ワインのさまざまな効果

1. ブドウの皮には、老化を促す活性酸素に対抗する抗酸化作用を持った「ポリフェノール」が含まれています。

2. ポリフェノールの一種の「プロシアニジン類」を摂取すると、善玉菌が増えて腸内バランスが改善すると確認されています。

3. 腸内細菌の「アッカーマンシア菌」に働きかけ、腸管のバリア機能を向上させ、脂質代謝異常や糖尿病の予防に効果があるという研究結果があります。

4. 腸内細菌がポリフェノールを分解すると「フェノール酸類」が生成されます。フェノール酸類は抗炎症作用があるほか、がんの治療薬オプジーボの作用を補助する可能性があるとされています。

5. 抗酸化物質でポリフェノールの一種である「レスベラトロール」の摂取は、寿命、老化、若返りなどに関連する「長寿遺伝子（サーチュイン遺伝子）」が動き出す条件のひとつかもしれないとの研究成果があります。

6. 内蔵脂肪の分解促進や脂肪細胞の成長を防ぐ効果があるとされています。

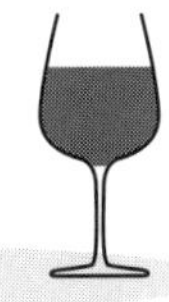

また、日和見菌で腸内細菌の3～5%を占める**アッカーマンシア菌が腸管のバリア機能を向上させ、脂質代謝異常や糖尿病の予防に効果がある**ことも確認されました。

さらに、腸内細菌がポリフェノールを分解することで「フェノール酸類」を生成することも判明しました。**フェノール酸類は抗炎症作用があるほか、がんの治療薬として使われている「オプジーボ」という薬の作用を補助する可能性がある**とも推測されています。

ワインといえばフランス。フランス人は高脂肪の食事を好むのに動脈硬化や脳梗塞など循環器系の病気が少ないことで知られています。この現象は「フレンチ・パラドックス」と呼ばれています。

それはなぜか。ひとつに、フランス人がディナーのときに飲む赤ワインが原因ではないかと考えられています。前述の研究結果のように、赤ワインに含まれるポリフェノールには、抗がん作用や糖尿病など生活習慣病を予防する効果があることがわかっているため、日常的に赤ワインを飲むフランス人には、このパラドックスが起きているのではないかというのです。

もうひとつの原因として挙げられるのが、赤ワインに含まれている抗酸化物質でポリフェノールの一種である「レスベラトロール」の存在です。

人のＤＮＡは無数の塩基が二重螺旋構造で連なって成り立っています。この鎖には、親譲りの遺伝情報や太古から人間が持っていた遺伝情報が組み込まれています。そこには**寿命、老化、若返りなどに関連する「長寿遺伝子（サーチュイン遺伝子）」と呼ばれる遺伝子も存在していますが、この遺伝子は普段は稼働していません。しかしその動き出す条件のひとつとしてレスベラトロールの摂取が必要である**ことがわかったのです。

現在、フレンチ・パラドックスを発生させる原因は、赤ワインによるレスベラトロール摂取なのではないかというのが、定説になりつつあります。

同じブドウのワインでも、白ワインにはポリフェノールはほとんどありません。赤い色に関連しているため、ほかにはブルーベリーやサンタベリーなどのベリー類、ピーナッツの渋皮などにも多く含まれています。ちなみに、白ワインの辛口にはやせる効果があるという医者もいます。

赤ワインは内臓脂肪の燃焼を助けたり、脂肪細胞の成長を防ぐ効果も実験によって確認されています。またインスリンの作用に働きかけて糖尿病を防ぐことも知られています。ただし、適量を超えてしまうと、腸内細菌のバランスを崩してしまいますから注意してください。

DRINK 焼酎は、心筋梗塞の原因となる「血栓」を溶かす！

悪い生活習慣が引き起こす病気として糖尿病などとともに挙げられるのが、心筋梗塞や脳梗塞、脳卒中などの血管が詰まる循環器系の病気です。**この詰まりの原因となるのが「血栓」です。**

まず血栓のできる過程を説明しましょう。

血管の内側には血管内皮細胞という細かな細胞が鱗のように並んでいます。血管内皮細胞は血液から運ばれてくる酸素や栄養素などを取り入れる際に門番のような役割をし、細胞や体を守ってくれているのですが、いろいろな危険因子によって血管内皮細胞に傷がつくと、LDLコレステロールという悪玉コレステロールが血管の中に入り込もうとします。これが活性酸素と結びついて「酸化LDLコレステロール」という異物に変わります。

異物が現れると退治に来るのが〝白血球〟です。白血球は酸化LDLコレステロールを食う「マクロファージ」というものに変わり、酸化LDLコレステロールを捕食します。

ここまではいいのですが、**このマクロファージが今度はそこで「アテローム」という脂肪の固まりになり、血管内に溜まって隆起していきます。これが血流を阻害するのです。**

「血栓」ができるしくみと「血栓溶解酵素」の働き

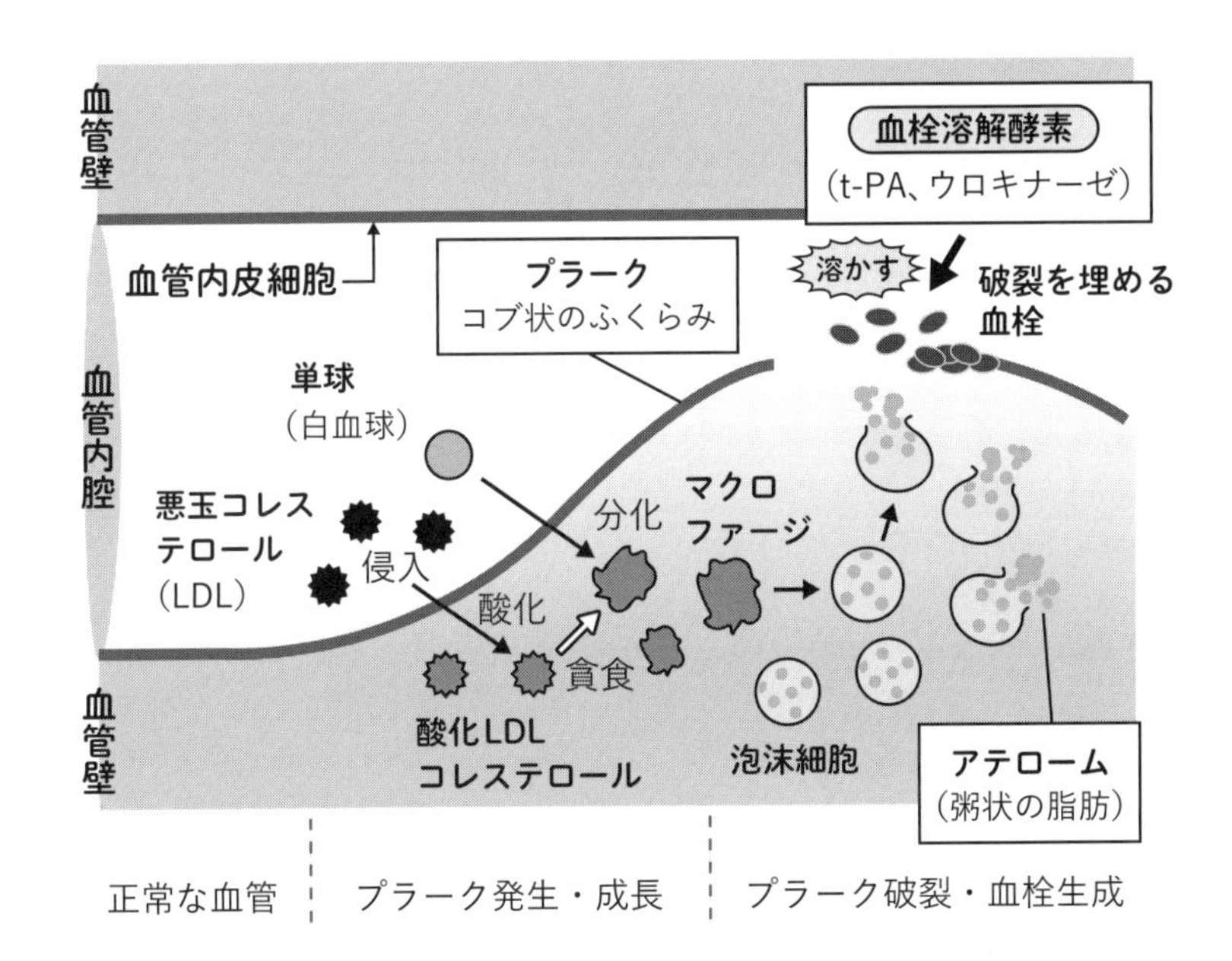

血栓溶解酵素の働き

若いときは血管がしなやかなため血栓ができにくいです。しかし、年齢を重ねると血栓ができやすくなり、溶かす力が弱まってきて、その際、t-PAやウロキナーゼという「血栓溶解酵素」が、血栓を溶かす働きをしてくれます。乙類の焼酎と泡盛にt-PAやウロキナーゼの分泌を促す効果があることが発見されています。

このコブは「プラーク」と呼ばれます。プラークはドロドロとしたアテロームの固まりですから、たとえば血圧が高くなったときなどの衝撃でいとも簡単に裂けてしまいます。

こうした裂け目を塞ぐ機能を持っているのが〝血小板〟です。**血小板はプラークの裂け目を塞ぐために集まって固まり凝固します。これが大きな固まりになって「血栓」ができ上がります。**

やがて血栓が血管から剥がれて血流に乗って流れ、どこで詰まるかによって心筋梗塞、脳梗塞などと呼び名が変わります。

そもそも血管内皮細胞が傷つくのは、血管のしなやかさや柔軟さがなくなっているからです。血管の柔軟さを失うことはすなわち老化として目に見えて現れます。ですから、血管のしなやかさを保つことが若々しさにつながるのです。

さて、そこで注目の研究結果があります。それは、倉敷芸術科学大学名誉教授の須見洋行氏が発表した研究結果です。須見教授は循環器系の研究の第一人者で、納豆に含まれる「ナットウキナーゼ」が血栓を溶かす作用があることを突き止めたメンバーの一人です。

その須見先生の研究でお酒に関して注目したいのが、焼酎が血栓を溶かす作用を持っているということを突き止めた件です。

血小板が集まってできた血栓は、大きな固まりになっているからこそ、剥がれて血管に詰まるという危険性を持っています。若いうちならこのような多少の血栓でも溶かす力は備えていますし、**血管がしなやかなためそもそも血栓ができにくいのですが、だんだん年齢を経てくると血栓ができやすくなり、溶かす力も弱まってくるのです。そこで必要になるのが「血栓溶解酵素」です。**

これはその名のとおり血栓を溶かす酵素です。その**酵素は「ｔ－ＰＡ」や「ウロキナーゼ」というもので、血管内皮細胞とともに繊維素分解酵素を活性化します。これが血栓を溶かす力となる**わけです。

須見教授は、焼酎と泡盛にｔ－ＰＡやウロキナーゼの分泌を促す効果があることを発見しました。**この焼酎は乙類に属する芋、麦、米などを原料にした本格焼酎です。なかでも芋焼酎が最も効果が大きい**といいます。

また、芋焼酎には、「β－フェニルエチルアルコール」や「カプロン酸エチル」という香気成分が含まれていて、**飲むだけでなく、香りを嗅ぐことでもｔ－ＰＡを活性化する効果があるとのこと**です。

芋焼酎の匂いは独特で、味とともに好き嫌いが分かれるのですが、もし嫌いではないなら、芋焼酎は「健康につながるお酒」のひとつとなり得るでしょう。

焼酎の楽しみ方のひとつにお湯割りがあります。お湯割りは熱いお湯を注ぐことによって香りが引き立ち、かつアルコールが若干飛ぶので、芋焼酎で血栓を溶かす効果を求めるなら、お湯割りがベストかもしれません。

「痛風でもビールを飲んでいい」論の本当のところ

ウニ、イクラなどの魚卵や鶏の卵などを食べすぎると「痛風」になるといわれています。痛風の直接的な原因は、体内に増えた「尿酸」が関節や腎臓で結晶化し、その場所に溜まってしまうことで、関節などに激しい痛みをもたらしたり、腎機能障害を引き起こしたりする病気で、通称〝贅沢病〟とも呼ばれます。

原因はプリン体などを多く含んだ食材をたくさん食べることで尿酸ができ、尿や汗で排泄されなかった尿酸が血液中に多くなり、高尿酸血症から痛風になるとされています。

ビールは尿酸値を高めるお酒として、痛風予備軍となっている人や、すでに痛風になった人はビールを飲んではいけないといわれますが、本当にそうでしょうか。

実際はビールを飲むことだけが痛風の原因となるのではなく、ほかのお酒や食事、生活習慣、ストレスなど複数の要因が重なって痛風となるのです。

なぜそのようなことがいえるかといえば、私自身がかつて著しくストレスを溜め込み、痛風になったことがあるからです。

ほどほどのお酒を楽しみつつ、ストレスを溜めないように気をつけて生活をして、糖質を大幅に減らし、腸内細菌を復活させる食生活に変えたのです。すると、しばらくして痛風はなくなりました。

私があえて自分の体内で寄生虫を育ててみたことをご存知の方も多いと思いますが、どうも痛風にしろ、糖尿病にしろ、若返りにしろ、自分の体で試してみなければ気が済まないという性格のようです。その私が自分の体で人体実験をした結果、痛風を克服したわけですから、間違いないでしょう。

現時点で尿酸値の高い方は、自分自身が抱えているストレスを取り除き、後は水を意識的にたくさん飲み、尿の排出を心がけてください。軽い運動もストレス克服になります。

ただし、お酒には適量という言葉がつきものですから、そこだけは守ってくださいね。

第2章
POINT

- お酒にはメリットとデメリットがある。そのことを知って適量を心がける。
- 醸造酒より蒸留酒がいい。醸造酒の赤ワインや日本酒などの効果も知っておく。
- 良質なタンパク質、ビタミンB群、食物繊維などは肝臓の働きを助ける。
- 飲み過ぎた肝臓に、タンパク質やビタミン、タウリンなどが豊富なシジミは効果的。
- お酒の効用① 胃腸のぜん動運動が始まり、食欲が増進する。
- お酒の効用② 血管が拡張されて血液の流れが良くなり、体の疲れがとれる。
- お酒の効用③ 緊張がほぐれて平常時よりも、陽気になり元気になる。
- お酒の効用④ 脳の緊張がとれて気分が良くなり、ストレスが減る。
- お酒の効用⑤ 血栓をできにくくしたり、溶かしたり、豊富なアミノ酸などを摂取できる。
- 大量飲酒の影響① アルコール分解が優先され、糖質代謝が後回しで中性脂肪が溜まる。
- 大量飲酒の影響② 活性酸素の増加や脳の機能低下、循環器・消化管疾患などにつながる。
- 大量飲酒の影響③ 認知症リスクが高まり、お酒の依存症とうつ病との関係も指摘される。
- 大量飲酒の影響④ アルコール性脂肪肝、同肝炎、肝硬変、膵炎などになる可能性がある。
- 大量飲酒の影響⑤ 食道、胃、肝臓、大腸、乳房、肝臓などの各種がんになる指摘がある。

第3章

水と「腸」は生まれてからずっとの長いおつき合い

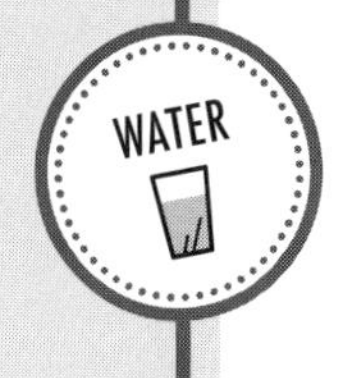

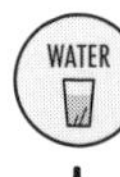

人間の体にとって水はどんな役割を果たすの？

さて、お酒の話をするためには、どうしても避けられないものがあります。それは「水」についてです。お酒は水でできていますが体内の脱水を促すからです。脱水症状については後ほど詳しく説明します。

人間の体は、成人の場合6～7割は水分でできています。人間にとって水は存在するための重要な構成要素です。きれいな水に泥水を流し込んだら濁ってしまうように、人間の体にも、良くない水が入り込むと体に不具合が起きてしまうのは当然のことといえるでしょう。

ところで、人間にとって水とはどんな役割を果たしているのでしょうか。当たり前のものもありますが、ここで簡単に整理しておきます。ポイントは8つです。

①発汗作用

人間は体温調節をするために、汗をかきます。その汗が気化することによって熱が奪われて体が冷えるのです。人間の体は水冷式だということです。近年では熱中症で倒れる人が増えており、以前にも増して水分補給の注意を促す声が頻繁に耳に入ります。汗の元となる水分は重要です。

②新陳代謝の促進

人の体の中では、古くなった細胞は死に、代わりに新しい細胞が生まれるという活動を繰り返して成り立っています。これが新陳代謝です。その支えとなるのが全身の細胞に栄養素を送る血液やリンパ液などです。また老廃物は外に排出されますが、その際にも水が利用されます。

③解毒作用・希釈作用

体内に毒や異物が入ると、それらを分解したり薄めたりして、体を守ります。それが解毒作用や希釈作用です。そのために必要とされるのも水です。お酒を飲み過ぎると、脱水作用といっしょに有害物質アセトアルデヒドができて二日酔いなどを引き起こします。これを解消するために必要なのも水なのです。

④鎮静作用

興奮したり緊張したりしてストレスが高まったとき、生理反応として脳に血液が集まっていきます。「頭に血がのぼる」といいますが、まさしくそのとおりです。そんなときに水を1杯飲むと、頭にたまった血液が胃腸に向かい、気分が落ち着きます。

⑤入眠作用

日常生活を送っていると、頭を使うので必然的に頭に多めに血液が集まっています。寝るときはその緊張感を解放してあげなければなりません。そこで望ましいのが、水をコップ1杯飲むこと。これで鎮静作用と同様に胃腸に血液が降りてきて、緊張感がほぐれ、気持ちが落ち着いて眠りに入りやすくなります。

⑥覚醒作用

これは入眠作用とは真逆の効果です。朝起きると、眠りの延長でぼーっとしています。それは睡眠中に優位になった副交感神経が切り替わっていないからです。そこで冷たい水を飲むと、それが刺激となり心身ともにスッキリとして副交感神経を抑えて交感神経が優位となり、体が本当の意味で目覚めます。

⑦利尿作用

尿は体内の不要な老廃物を排出する働きを持っています。その原料になっているのも水です。水は体の中を巡って体中の不純物を腎臓に集め、ろ過してきれいにしたあと、不純物とともに体外に押し出してくれる働きを担っています。

⑧血液の循環促進

人間の体の中を巡り、酸素や栄養素を体中に運んでいるのが血液です。その血液の成分にも水が含まれます。脱水状態になったり、食べ過ぎや飲み過ぎなどが原因で血液中に糖や脂肪が増えすぎていわゆる「ドロドロ血」になったりすると、体に悪影響を及ぼします。血液をサラサラ状態にするためには、さまざまな原因を取り除く方法とともに水分の補充が当然必要となります。

このように、単純に汗や尿などの体液、そしてお酒のもとになるだけでなく、水はさまざまな機能を持っているということを理解してください。

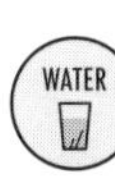

水道水と天然水はどう違うの？

近年、猛暑が続いて水不足になることもありますが、とはいえ日本には梅雨もあれば雪も降り、台風が頻繁にやってきます。火山の多い山ばかりの島国ですから、雪解け水や雨となって地中に降り注いだ雨水は、地中のミネラルを溶かし込みながら地下に貯まり、湧き水となって人々に恩恵を与えてくれます。後述しますが、特に火山が多いことで独特の水質を持つことになります。

私たちは今のところ幸せな生活環境にありますから、蛇口をひねればきれいな水が出てきます。いたるところで豊富に水があふれた暮らしを送ることができます。

しかし、「たかが水、されど水」。

日本酒を中心とした日本の優れた名酒は、きれいで豊富な水の産出地から生まれています。日本の飲水はほぼすべてきれいだとはいっても、水道水から日本酒をつくるような愚かな酒蔵はありません。

日本も世界も共通ですが、**ミネラルを豊富に含んだ類まれなる生水から、銘酒が生まれるのです。酒を愛する者たちは、水に敬意を表さなければなりません。**いける口のみなさんは、肝に銘じてください。

ところで、一口に水といっても、多方面の切り口によっていろいろな分類のされ方があります。まずはその辺りを整理しておきましょう。

まず、水には**「天然水」**と**「水道水」**という2つがあります。

海外に行ったときなど、「生水を飲んではいけない」というようにいわれます。これは雑菌を含んでおり、腹痛を引き起こす原因になるからです。ただ、多くの場合、腹痛を招く水は、アジアやアフリカなど、環境があまり整っていない場所の水です。ところが、現地の人々はその水を飲んで暮らしています。つまり、その水に対する耐性を持っているかどうかが、腹痛や下痢につながるのです。

事実、現地で暮らすうちに平気で水を飲めるようになったり、日本から行ったばかりなのに問題なく水を飲むことができたりする人がいます。ただしこれは極端な例なので、みんなが同様に水を飲むことができるようになるわけではありません。極力、安全性の高い水を飲むことが必要です。

世界の水道水の水質基準を比較してみると、日本では大腸菌が検出されないことは絶対条件で、一般細菌数もMPN（Most Probable Number: 試験水中の大腸菌群数を確率的に求める最確数）10以下です。しかし世界では通常は、一般細菌数については日本よりも基準がとてもゆるいのです。いかに日本の水道水が「きれい」か、ということがわかります。

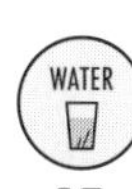

腸から見た、水とのデリケートなおつき合い

ただし「きれい」と括弧書きにしたのにはちょっとした理由があります。

日本の水道水は、生水を殺菌消毒して飲料に使えるようにした水です。その際、塩素などを使って消毒しています。**日本はＷＨＯよりも厳しい規制を強いているため、大腸菌ゼロをクリアする方法として世界でもトップクラスの塩素量で水を消毒しています。**また活性炭などを利用したり、ろ過をしたりすることによってカビなどの不純物を徹底的に取り除いています。

きれいでおいしい水道水としてボトル詰めにして売っている自治体もあるようですが、所詮は薬など手を加えて消毒されたもの。湧き水などの「天然水」よりおいしいはずはないのです。「安全」ではありますが、体に良いかどうかという見地からは素直に頷けません。

人間の体には、ある程度の菌が必要です。一切菌のないまっさらな体は、あらゆる免疫作用を失い、すぐに命を落としてしまうでしょう。**人間の体は、さまざまな菌が必要ですが、特に多くの菌を体に留めておく場所が腸内です。**

この腸内フローラの「花畑」を踏み荒らしてしまうもののひとつが「塩素」です。**腸はさまざまな免疫を司る器官であり、病気や老化を防ぐ力を持っていますが、塩素はその働きを邪魔をします。**

人間の免疫力は低下傾向にあります。その理由は、極度に清潔さや安全性を求めているからです。それは食物の面や日常生活の面に現れています。

清潔さを守るための洗剤や掃除グッズ、除菌シート、賞味期限を厳格に設定しすぎた食べ物や飲み物。特に日本人の潔癖さは世界でも指折りの民族です。そのため、体に必要な菌まで殺し、免疫力が低下しているわけです。ちょっと落ちたものを拾って食べる程度では死んだりはしません。むしろ私の専門分野からすれば、推奨したいぐらいです。

つまり、**清潔とされる日本の水道水は、腸内環境を良くするというよりは悪くするので**

す。**腸の健康のためには、腸内細菌まで殺してしまってはいけない**ということを十分に理解してください。

また、冷たい水より白湯がいい、という発言も耳にしますが、それもあまりオススメできません。というのは、沸かした場合に、水蒸気が飛んで不純物が煮詰まって濃度が高くなった状態になるため、より「悪い水」になってしまいます。よく赤ん坊には白湯を飲ませるべき、などといわれますが、むしろそれは無垢な体には良くないのです。

「富士の天然水」などのようにきちんとボトル売りされている水は、塩素などを使った消毒はなく、湧き水からゴミを除いてボトル詰めしています。この作業工程によってもいろいろと分類されるのですが、その説明は後にとっておいて、我々が「水」と称しているものについてはまず、消毒処理された「水道水」と消毒されていない「天然水」という2種類があるということを知っておいてください。

腸を元気にする天然水は、硬水と軟水のどっち？

この章で取り上げる水は、水道水ではなく「天然水」です。産地の湧き水を直接ポリタンクに汲むことができるところがありますが、そのような水は、正真正銘の天然水です。

しかし、ペットボトルに入れて売られている天然水にもいろいろと違いがありますが、医師の立場からすれば、より体に良い水をオススメしたいのは当然です。私の専門のひとつは感染免疫学ですから、免疫力を高めるために大切な腸を健康にする水を「体に良い水」と定義しておきましょう。それがすなわち**「ナチュラルミネラルウォーター」**なのです。

農林水産省が定めている「ミネラルウォーター類（容器入り飲用水）の品質表示ガイドライン」では、ミネラルウォーターは4種類に分類されています。

①ナチュラルウォーター

特定の水源から採取された地下水を原水とし、沈殿、ろ過、加熱殺菌以外の物理的・化学的処理を行わないもの。

②ナチュラルミネラルウォーター

ナチュラルウォーターのうち、地層中の無機塩類（ミネラル分）が溶け込んだ地下水を原水としたもの。天然の二酸化炭素が溶けて発泡性のある地下水も含む。

③ミネラルウォーター

ナチュラルミネラルウォーターを原水として、品質を安定させる目的等のためミネラルの調整、殺菌や除菌、複数の水源から採水したナチュラルミネラルウォーターの混合などが行われているもの。

④ボトルドウォーター

飲用水で右記以外のもの。

農水省のガイドラインによると、ナチュラルミネラルウォーターは、「特定の水源から採取された地下水を原水とし、沈殿、ろ過、加熱殺菌以外の物理的・科学的処理を行わず、地層中のミネラル分が溶け込んだ地下水を原水としたもの」と定義されます。つまり、ミネラルの調整や混合水は対象となりません。

こうした表示は厳守されていますから、**ボトルのラベルの品名に「ナチュラルミネラルウォーター」と明記されたものが、腸を元気にする水ということになります。**

では、この「ミネラル」とは何か。ミネラルとは鉱物のことを指しますが、**特に注目したいミネラルは、「カルシウム」と「マグネシウム」です。**

カルシウムは、腸の中で食物を消化する際に前へと動かしていく「ぜん動運動」を活発にする働きがあります。ぜん動運動が活発になれば、免疫機能がより活性化して栄養素や

水分をきちんと吸収してくれます。その支えとなるのがカルシウムなのです。

もうひとつ大切なのは、後者のマグネシウムです。**マグネシウムには、便を柔らかくする作用があるため、排便機能が高まり、便秘などを防ぐことができます。**

腸が活発にぜん動運動せず、便も固くなって腸内に留まることによって、腸内に悪玉菌である腐敗菌が繁殖し、腸内環境すなわち「腸内フローラ」をめちゃくちゃに踏み荒らしてしまいます。さらに、その腐敗菌から腐敗物質が生まれ、がん細胞へと変質して大腸がんを引き起こす可能性が高くなります。

そうならないように、消化吸収を促し、便通を良くする働きがカルシウムとマグネシウムにはあるのです。

ミネラルウォーターのボトルを見るといろいろと品名や成分表示が細かく明記されています。購入の際に最低限注目すべき点は、品名が「ナチュラルミネラルウォーター」であり、かつ含有成分にカルシウムとマグネシウムが含まれていることです。

日本は火山列島ですから、多くの天然水は富士山や霧島連峰、南アルプスなど、火山の堆積物を浸透しています。カルシウムやマグネシウム、その他のミネラルはこうした地層に含まれているため、素晴らしいナチュラルミネラルウォーターがたくさん採取できるのです。まさに日本ならではの「天の恵み」です。

水の硬度

＝カルシウムmg/L × 2.5＋マグネシウムmg/L × 4.1
＝硬度mg/L

このカルシウムとマグネシウムの含有量から見た水質の分類が、**「硬水」**と**「軟水」**です。**硬度の高い水ほど、カルシウムとマグネシウムが多く含まれていることになります。**

海外の「美容に良い水」として、一口飲むと、何かまったり、ねっとりとした口あたりで、「何となく重い」と感じる水を飲んだことはありませんか。あまりゴクゴクと飲めないタイプの水で、人によってはお腹を下すこともあります。これが硬度の高い「硬水」といわれる水の典型的な特徴です。

反対に、飲みやすい天然水は、鉱質成分が多くないのでさらっと喉を通ります。これが「軟水」と呼ばれる水です。あくまで参考ですが、水の硬度は上の式で求められます。

次ページの図を見て一目瞭然ですが、日本とフランスでは、水の硬度が大きく違います。その原因は地質などの差によるもので、一般的に欧米の天然水は硬水、日本の水は軟水という傾向が強く見ら

軟水と硬水の違い

	軟水	硬水
硬度	120mg/L 未満（カルシウム・マグネシウムなどミネラル含有量が少ない）。	120mg/L 以上（カルシウム・マグネシウムなどミネラル含有量が多い）。
味	まろやかで飲みやすい。クセがない。	マグネシウムの量が多い水ほど、苦みや重々しさなど独特の風味が増す。
適用	体への負担が少ないので、就寝前や体調を崩しているときなどの水分補給に最適。お茶や紅茶、日本食の調理に良い。赤ちゃんの粉ミルク用にも適する。	ミネラルが豊富なため、毎日の水分補給に使用すると、体質改善や健康増進に役立つ。特にカルシウム・マグネシウムの多い水は、脳梗塞・心筋梗塞の予防にも期待できる。
注意点	ミネラル含有量が少ないため、体質改善などの効果はさほど期待できない。	マグネシウムをとりすぎると下痢などの胃腸障害を起こしやすい。硬水を飲みなれない人は、高度を徐々に上げていくとよい。

ペリエ

【フランス産】
〈硬度〉400.5mg/L
〈pH〉5.5
世界中で親しまれている炭酸水の定番。

サンペレグリノ

【イタリア産】
〈硬度〉667mg/L
〈pH〉7.6
きめ細やかな炭酸で、テーブルウォーターの代名詞。

コントレックス

【フランス産】
〈硬度〉1551mg/L
〈pH〉7.4
ダイエットウォーターとして人気。サルフェート量は 1187mg/L。

ドクター・ウォーター

〈硬度〉中程度の軟水
〈炭酸水素イオン〉160mg/L
コラーゲンの生成を補助するシリカ含有量が 86mg/L と豊富。

キリン　アルカリイオンの水

〈硬度〉59mg/L〈pH〉8.8 ～ 9.4
富士山と白山の伏流水という天然水の味を生かしたまま、電気分解を施したアルカリイオン水。

出典：『万病を防ぐ「水」の飲み方・遊び方』（藤田紘一郎著、講談社）

れます。

この水質の違いは、水によってつくられるお酒にも関係してきます。**欧米では、カルシウム、マグネシウムが多い硬水を使っており、その水からワインやウイスキーなどがつくられます。一方、日本酒や焼酎など日本でつくられるお酒はだいたい軟水を使ってつくられているため、欧米のキリリとした硬さとは違った、柔らかく、でも引き締まったところもある口あたりのお酒となるのです。**

この硬水と軟水によるお酒の質の違いは、最終的にはつまみなど食にも影響します。それについては、後ほど改めて説明しましょう。

酸性水とアルカリ水の違いが腸に及ぼす影響

皆さんは学校の理科の実験で、リトマス試験紙による酸性・アルカリ性の実験をした経験があるはずです。ちなみに復習ですが、リトマス試験紙によって赤になる液体は酸性、青になるほうがアルカリ性です。

もちろん水についても、この酸性とアルカリ性があります。**水分中の水素イオンの濃度指数（pH値）でこれらは決まり、pH7を中性とし、それよりも大きな数値だとアルカ**

リ性、小さい数値になると酸性になります。あまりに両極端に強いものは日常生活に利用できませんから、たいてい弱酸性と弱アルカリ性の範囲内で水は利用されます。

体に良い水は、ズバリ、「弱アルカリ性」の水です。カルシウムやマグネシウムを含む含有量の程度で水質はアルカリ性に寄っていきます。

大昔から「神の水」とされてきたピレネー山脈のルルドの湧き水は、イオン化されたカルシウムとマグネシウムを豊富に含んでいます。この水は病を治す水として言い伝えのように大切に扱われてきましたが、実際に水質調査と実証実験により、豊富に含んだミネラルが、脳梗塞や心筋梗塞などの病気にかかる確率を低下させていることが実証されました。本当に病を治す「神の水」だったのです。

どうしてこのように、脳梗塞や心筋梗塞に天然水が効くのか。その答えはカルシウムにあります。

人間の体は、「カルシウムの量が不足すると、逆にカルシウムが過剰になる」という不思議な性質を持っています。これを「カルシウム・パラドックス」といいます。

カルシウムは、ご存知のとおり、骨や歯などに含まれています。効果的にカルシウムを取るために「小魚は丸ごと頭から食べなさい」などと推奨されてきました。もちろん、これは

カルシウム不足と病気の関係

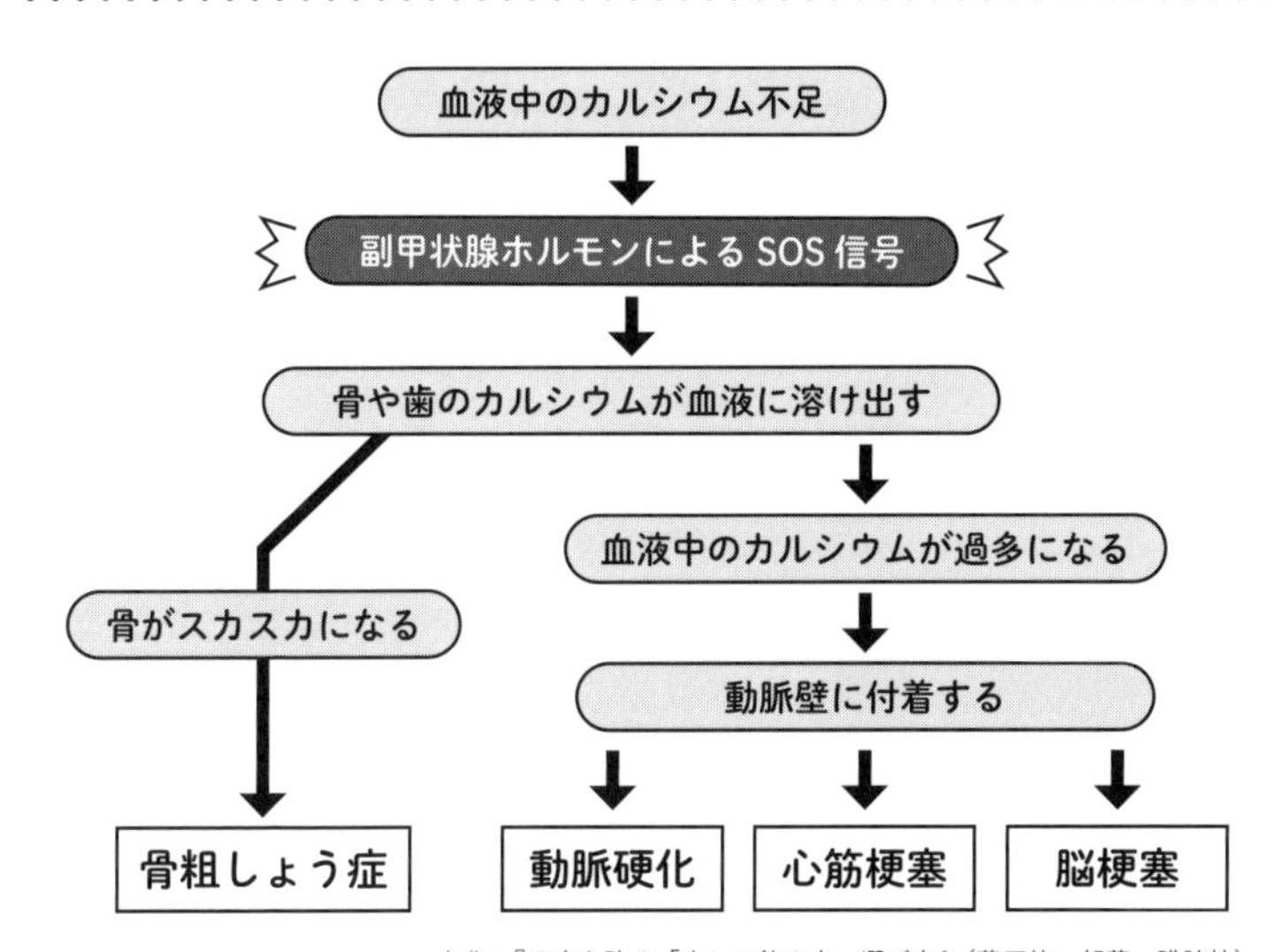

出典：『万病を防ぐ「水」の飲み方・選び方』（藤田紘一郎著、講談社）

市販されているミネラルウォーターの成分

名称	ナトリウム	カルシウム	マグネシウム	カリウム	硬度	産地
南アルプスの天然水	0.65	0.97	0.15	0.28	30	日本
六甲のおいしい水	1.69	2.51	0.52	0.04	84	日本
龍泉洞の水	0.23	3.52	0.22	0.03	97	日本
エビアン	0.5	7.8	2.4	0.1	291	フランス
ヴィッテル	0.73	9.11	1.99	0.49	307.1	フランス
ペリエ	1.15	14.9	0.7	0.14	400.5	フランス
コントレックス	0.91	48.6	8.4	0.32	1551	フランス

（単位　ミネラル類：mg/100ml　硬度：mg/L）

魚の骨などにカルシウムが豊富に含まれているからです。

カルシウムは、骨以外にも筋肉や脳・神経、血液などにもわずかに含まれているのですが、このわずかなカルシウムが絶妙のバランスで調整されており、血液の凝固や筋肉の収縮に使われています。

このわずかなカルシウムが不足すると、体は自然に骨などから少しずつ血液中にカルシウムを取り込み始めます。つまり自分で体を蝕んでいくのです。これが進行すると、歯が脆くなったり、骨粗しょう症を引き起こしたりします。

このコントロールは、副甲状腺がホルモンを分泌することで行われますが、カルシウムを補ってもすぐにそのホルモンの分泌が止まるとは限りません。その間、ずっと骨などからカルシウムが血中に流れ出し、血管壁にこびりつき、血管を固くしてしまいます。

しなやかさを失った血管は動脈硬化を起こしやすくなり、血管壁が傷つくとそこに「プラーク」という血管保護のかたまりができます。これが剥がれて「血栓」となって血管に詰まり、脳梗塞や心筋梗塞を招いてしまうのです。

ルルドの湧き水に代表される天然水は、適度なカルシウムを補充してくれるため、このようなカルシウム・パラドックスを防ぎ、その結果、心筋梗塞など循環器系の病気にかかる危険性を下げてくれるわけです。

また、お酒を飲む最大の目的といっても過言ではないストレスからの解放。これにもカルシウムは一役買っています。というのも、**カルシウムはイライラなどの精神的な不安定さを和らげる働きがあるからです。ミネラルウォーターをもとにつくったお酒や、それに伴いチェイサーなどで飲むミネラルウォーターには、ストレスを解消する薬が最初から入っているともいえるでしょう。**

ちなみに、カルシウムの補充方法は水に限らず、小魚などほかの食物からも可能です。飲み物でいえば、牛乳が挙げられます。

「背が伸びるように」と若い頃に一所懸命牛乳を飲んだ人も多いでしょう。もちろん、牛乳にもカルシウムは豊富に含まれているのですが、残念ながら、日本人は体質的に牛乳を分解する酵素を持っていない人が約7割と圧倒的で、牛乳を飲むとお腹を下してしまう人がとても多いのです。

すでに第2章で説明しましたが、もともと日本人には牛乳を飲む習慣はほとんどなく、第二次大戦後のアメリカの施策によって牛乳を飲むようになり、学校給食のメニューに取り入れられるようになったという経緯があります。

ですから、無理をして牛乳を飲むよりも、ナチュラルミネラルウォーターを飲んだほうが、日本人はカルシウムを上手に体内に取り込むことができるのです。

一方、酸性の水についてはどうでしょうか。

前述したように**水道水には塩素が含まれていますが、塩素は水に溶けると、化学反応を起こして塩酸と次亜塩素酸という物質になり、それが水の中に溶け込んでいるため、「薄い酸性」の水になります。**

ちなみに、製氷皿で氷をつくっている途中、まだ水が固まりきっていない状態で中の水分だけを取り出すと、純水から凍っていくため、固まっていない水は酸性がより強くなっています。

もちろん塩素は微量なので、すぐに体に害を及ぼすことはありませんが、水道水はごくごく弱い酸性水だと理解してください。**酸性の水は殺菌作用があり、腸内細菌を殺してしまいます。ですから、水道水は極論すればむしろ体に悪い水ということになるのです。**

したがって、健康な腸を保ち、免疫力を高めるためには、ナチュラルミネラルウォーターが必要なのです。

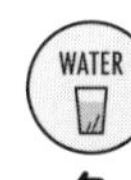

各種ミネラルが腸に与える効能

カルシウム、マグネシウム以外にも、人体に良い影響を及ぼすミネラル成分はたくさんあります。

私は50年以上かけて、世界70カ国を超える国々の水を調査してきました。世界でも**健康寿命の長い国では、たいていカルシウムの豊富な「弱アルカリ性」の水が多く飲まれている**ことがわかっています。日本にも、日本人が飲みやすい軟水のナチュラルミネラルウォーターがあります。

水の硬さの基準はカルシウムとマグネシウムと述べましたが、それ以外にも多くの天然鉱物が成分として溶け込んでおり、地域によって含有量の差がいろいろとあり、特徴が異なります。たとえば「マグナ」という大分県竹田市の長湯温泉から湧く水を製品化した水の特徴は、日本には珍しく超硬質の水です。

111ページの表ではフランス産の「コントレックス」が硬度1551で最高値となっていましたが、このマグナは硬度1800。私が知る限りトップクラスの硬度を持ったナチュラルミネラルウォーターです。これは大分県竹田市という土地柄が生み出した、日本でも特徴的な水で、慣れないとかなり飲みづらいかもしれませんが、腸内を活発にする効果もトップクラスです。

マグナのように、九州は独特の湧き水が採取できる地域です。特に宮崎県周辺の北霧島山系の水はシリカという、水溶性のケイ素を含んでいることで知られています。

引き続きシリカなど、カルシウムやマグネシウム以外の注目すべきミネラルを紹介していきましょう。

〈シリカ（ケイ素）〉

人間の体は最近の研究結果では、約37兆個の細胞から構成されていることがわかっています。これら一個一個の細胞壁を強化する働きが「シリカ」にはあるのです。

特に骨形成の細胞層では、シリカが骨密度や軟骨生成に影響を及ぼし、**骨の強化や骨粗しょう症の予防などに有効**だとわかっています。また、**しなやかな血管を生み出す弾力性を高め、動脈硬化の予防**にも役立ちます。

さらに、シリカにはコラーゲンの生成を補助する効果があります。小じわのある肌はコラーゲンとヒアルロン酸が不足するため、皮膚の表面にくぼみ、たわみを生み出し、それが連なってかさかさになった「しわ」となります。しかし、**シリカを多く摂取するとコラー**

ゲンとヒアルロン酸の生成が活発になり、皮膚に張りが出て、みずみずしさを取り戻すことができます。

成人の場合、平均すると体を構成する水分量は体重の60％前後に当たるのですが、年齢を経るにつれ、水分量はどんどん低下していきます。60歳を基準にすると、男性は水分量が60％程度なのに対し、女性は50％を下回り、男性以上に皮膚がカサついていきます。

そこでシリカを含んだ「シリカ水」を飲むと、コラーゲンなど肌の内側にある真皮を構成する部分が強化され、みずみずしさを取り戻すことができます。「シリカ水に美肌効果がある」といわれるのはこのためであり、医学的なエビデンスも揃っています。

このシリカ（ケイ素）は、体内では生成できないので、外部から摂取するしか方法はありません。シリカを多く含む食物としては、からす麦やキビ、大麦、玄米などの穀物類、じゃがいも、かぶ、アスパラガス、ノリ、ひじき、昆布などに多く含まれています。

食事に加えて、普段飲む水からもミネラルが取れれば健康の維持にさらに役立ちます。

〈ナトリウム〉

塩の化学式はNaCl、すなわち塩化ナトリウムの構成要素がナトリウムです。**人間の体に欠かせない塩分の半分はナトリウムが担っています。**体全体で見ると、ナトリウムの総量のうち4分の1は骨格内に含まれ、残りが血液や細胞外の体液中にあり、ナトリウムイオンが浸透圧を調整しています。

また、**ナトリウムにはミネラルの代謝を助け、カリウムとの相互作用で神経伝達などを支援したり、血圧を調節したりする働き**があります。

ところで、日本人は塩味の食物が好きですから、つい塩や醤油をかけすぎ、塩分摂取過多になっています。厚生労働省『平成25年国民健康・栄養調査結果の概要』では、1日当たりの平均塩分摂取量を男性11・1グラム、女性9・4グラムと発表しています。

ただこれでは塩分の取りすぎで、高血圧や動脈硬化、心筋梗塞などの疾病を招きやすくなります。厚生労働省では1日当たり男性8グラム、女性7グラム、また高血圧学会では目安を6グラム未満としています。

ナトリウムに関しては、このように食べ物から摂取するほうが圧倒的に多いため、ミネラルウォーターにナトリウムを無理に求める必要はないでしょう。

なおナトリウムは排泄されやすいミネラルです。ただナトリウムの再吸収を促す「アルドステロン」というホルモンは、夜に分泌が低く血中濃度が低くなるため、夜は塩分が体に溜まりにくく、血圧も上がりにくいという生理作用があります。

つまり、**減塩するなら朝と昼、夜は適度なら塩分を取ってもいいということになります。**

これは、つまみの食べ方などに大きく影響する作用です。

〈カリウム〉

カリウムは前述のとおり、**神経伝達の作用を支え、また細胞の内液に溶けて酸性とアルカリ性のバランスや浸透圧の調整をする働き**があります。**ナトリウムによる血圧上昇を抑制**するのもカリウムの役割です。

カリウム不足は疲労やだるさ、心臓の異常などを招くことがありますが、取りすぎると今度は肝臓の機能障害や不整脈などを引き起こす原因になります。

〈鉄〉

酸素を身体中に運ぶヘモグロビンを構成するミネラルです。鉄不足になると鉄欠乏性貧血になり、頭痛や疲れ、目まいなどを起こすことがあります。

鉄は摂取しても吸収率が低いのですが、多く取りすぎると、今度は肝臓に鉄が沈着し、体にだるさやめまいなどの悪影響を及ぼすことになるので、摂取するバランスが難しいミネラルです。

〈亜鉛〉

亜鉛は人体に必須なミネラルのひとつです。**体内のホルモンを構成する成分であり、DNAのもとになるタンパク質を生成し、成長を促します。さらに脳の活発化、肝硬変の改善、コレステロールによる動脈硬化の改善**など、中高年にも必要なミネラルです。亜鉛不足になると、味覚障害や生殖機能の減退、脱毛、肌荒れなどを起こします。

亜鉛は、汗や尿などで体外に排出されやすい特徴があります。食事以外で摂取するならサプリに頼るか、亜鉛を含むナチュラルミネラルウォーターを積極的に飲んだほうが良いでしょう。

〈セレン〉

成長に必須なミネラルで、**ビタミンEの500倍以上の強い抗酸化作用**を持っています。抗酸化力があるということは体の酸化、つまり老化の防止に役に立つということ。**動脈硬化や血行障害の改善、更年期障害など、老化が原因となる病気を防ぐ働き**があります。また、**がんの防止も期待**できます。

ただし、このセレンも取りすぎると肌荒れや脱毛、肝硬変、貧血などの慢性的な病気を引き起こす原因にもなるので、適度な摂取を心がけることが大切です。

ほかにも、リンやモリブデン、マンガン、クロムなど、微量でも必須のミネラルがいろいろとあります。ただ**ミネラルは鉱物であり、人間の体内では生成できないものなので、外部から摂取しなければなりません。その摂取方法のひとつがミネラルウォーターを飲むことなのです。**

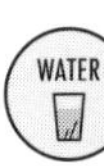

ナチュラルミネラルウォーターの地域別の特徴

ナチュラルミネラルウォーターは、採水した地域によって含有成分が大きく異なります。たとえば一括りに「富士山の水」といっても、静岡側から採取した水と山梨側の水、富士の麓で採取した水などでは若干成分に違いが見られます。しかし、ざっくりとした言い方ならある程度の傾向はつかめます。

たとえば富士山の天然水は、硬度は採取地域によって多少異なりますが、カルシウムやカリウムがやや少なめでマグネシウムは平均的、シリカは含まれていませんが、「バナジウム」というミネラルが多く含まれています。**バナジウムは血糖値を下げるという効果**が期待できるとされています。

九州の大分・日田周辺の天然水は、カルシウムとナトリウムがやや多く、亜鉛が含まれているほか、シリカの含有量も高い傾向にあります。日本では比較的、硬度の強めな天然水です。

北霧島山系や阿蘇の天然水も、カルシウムとナトリウムがやや多めで、こちらもシリカは多く含んでいます。

日本酒によく使われる京都・丹波周辺の水は、かなり軟水の部類に入り、カルシウム、マグネシウム、ナトリウムがほどほど入っている程度です。亜鉛やシリカなどのミネラルは含んでいません。


このように、ナチュラルミネラルウォーターといっても、日本と欧米、さらに日本国内でも随分と水質や成分が異なることがわかります。自分がどんな水を必要としているかによって、水の選択肢も決まってくるといえるでしょう。

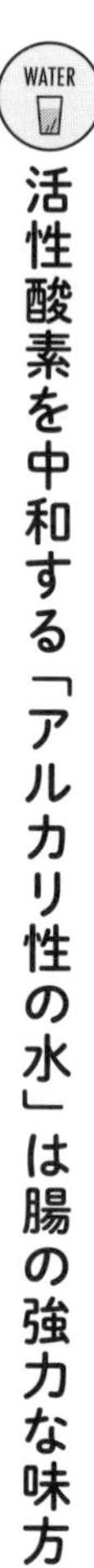

活性酸素を中和する「アルカリ性の水」は腸の強力な味方

ナチュラルミネラルウォーターの特徴や成分の効用など、全般的なお話をしてきましたが、お酒を健康的に楽しむために、お酒のもととなる水が具体的にどのような医学的効果があるのかについて、いくつか踏み込んで説明していきましょう。代表的なものに絞って病気と効果の関連を詳しく説明しますが、これまでのミネラルの効果の説明と部分的に重なっている箇所がある点はご了承ください。

さて、何度か繰り返していますが、**人体に良い影響を及ぼす水は、基本的に「アルカリ性（弱アルカリ性を含む）」の水です。これまで説明してきたとおり、水を飲むならナチュラルミネラルウォーターがオススメです。**水道水で生命の維持は可能ですが、水に健康を求めるならあまり推奨しません。

ところで、人為的に手を加えた「アルカリイオン水」といった水が、ペットボトルやウォーターサーバーなどで販売されています。一応厚生労働省ではこれらを認可していますが、実際に医学的に効果があるかどうかといえば、明確な答えはなく、ネット上でも賛否両論です。

ただ、大手メーカーなどによってきちんとした衛生管理のもとで製造されているものであれば、人為的に手を加えたアルカリイオン水でも「悪くはないだろう」と考えられます。大切なのは、天然であろうと手を加えていようと、「アルカリ性の水」であるということです。

酸性とアルカリ性を等分に混ぜると「中和」して中性になることは、学校の理科の実験でもやってみたことがあると思います。

その原理は人間の体の中でも同じです。

人が老化するというのは、体が「酸化」していくことです。体が酸化するなら、そこにアルカリ性の成分を与えれば中性になります。酸化の反対の言葉は還元。これも理科の時間に学んだのではないでしょうか。これが、人体の老化（酸化）を防ぐ「還元作用」です。**つまりアルカリ性の水は、還元力を持っているということです。**

ところで、人間の体には異物が体内に入ってくると、「活性酸素」を発生させて、その強力な酸化力で殺菌するという機能を持っています。これが免疫作用として発生する活性酸素の働きです。しかし、この作用はとても強いため、大量に活性酸素が発生すると細胞内の遺伝子を傷つけてしまうことがあります。このように、遺伝子が傷つくことにより老化が進み、糖尿病や高血圧、動脈硬化などの生活習慣病を引き起こすほか、傷が悪性腫瘍となり、がんに進行することにもなります。

人間の免疫力は太古の昔から変わっていないことが証明されています。ただ現代はその時代になかったものがどんどん人間の体に入ってきます。たとえば排気ガスなど化学的に汚染された空気、たばこの煙、添加物、消毒された水道水も昔はなかったものです。**こうした現代ならではの異物に対しても人間の免疫力は働くため、昔には考えられなかったほど過剰で慢性的に活性酸素を発生させてしまいます。そのために生活習慣病やがんなどが増加している**のだと、免疫学の方面からは推察できます。

ということは、現代を健康的に生き抜くためには体内の活性酸素を減らし、酸化する体を「還元」していけばいいという図式が理論上成り立ちます。そこで**必要なのが還元力、つまり抗酸化作用を持つ食べ物や飲み物を摂取することなのです。**そのうちのひとつが、アルカリ性のナチュラルミネラルウォーターなのです。

現代文明のもとで増えている、人体最悪の物質、活性酸素を除去するものとして、代表的なものに次のようなものが挙げられます。

・フィトケミカル……ポリフェノール、カロテノイドなど、主に植物が持つ栄養素の一種
・プロポリス…………ミツバチなどが巣をつくるために樹液などから集めた樹脂製混合物
・サプリメント………抗酸化作用を持つビタミンC、ビタミンEなど
・唾液…………………よく噛んで食べることによって出る唾液には抗酸化作用がある

そして、もうひとつが「抗酸化作用のあるアルカリ性の水」になります。

人の体で栄養素や水分を吸収する場所はいくつかありますが、そのほとんどは小腸が担っています。特に水は腸から吸収されています。いい換えれば、それらを吸収する腸を大切にすることが、人間の体の酸化を防ぐために必須の対策だということです。

万病のもととなる**活性酸素と戦うには、前述した栄養素やアルカリ性の水を上手に腸から吸収させてあげることが大切です。それはすなわち、体の免疫力を高める効果に直結します。**

つまり、腸内フローラをきれいに整え、腸から万全の状態で栄養分やミネラルを吸収することが、活性酸素を倒す最大の手段なのだということを覚えておいてください。

認知症の予防には、腸にアルカリ性の水を！

ちょっとした物忘れなどは誰にでもあることですが、高齢化社会を迎えた現在、深刻になっているのが認知症です。その中でも最も多くを占めるのが、「アルツハイマー型認知症」

です。

アルツハイマー型認知症については、遺伝や環境の問題、生活習慣などいろいろなものが複雑に絡み合っていて、決定的な原因を特定できておらず、原因がわからないので治療することもできないという難治性の疾患です。世界中で研究されていて「治療法を見つけた」「この薬が効きそうだ」という話題はたびたび持ち上がりますが、まだ厳密には臨床実験で成果を上げていません。

しかし、**これまでの研究の成果として、ある程度の予防は可能ではないかというところまでは、わかりかけています。**

そのひとつが、脳細胞を変性させているのが「活性酸素」ではないかという研究成果です。認知症になった脳を検査してみると、**脳に黒いシミのようなものが見つかります。これは脂質が酸化してできるβアミロイドであり、そこから「脳の老化（酸化）」が進み、脳内の伝達機能、記憶機能を衰えさせ、結果的にボケに至ってしまうというのです。**

ところで、頭を使う作業を行う前に水をコップ3杯飲むと、脳の反応が早くなり、さらにコップ1杯でも集中力や記憶力が高まるということが研究で実証されています。このことから、水の力が脳に影響を与えることがわかります。

ということは、活性酸素を抑える力（還元力）がアルカリ性の水にはあるのですから、アルツハイマーに対して一定の効果が現れるであろうということは、関連づけて考えられます。**アルツハイマー型認知症予防になるかもしれないアルカリ性の水を積極的に飲むようにしましょう。**

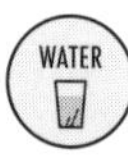

一概に悪いといえない水素水

注目しておきたい水に「水素水」があります。

近年、美容に良いなどとした誇大広告で問題となった「活性水素水」がありました。これは水素イオンを人工的に水に溶け込ませたものですが、この活性水素水については医学的な実証は一切取れていません。そのために公正取引委員会が排除命令を出しました。

それとは別に、**水素分子（H2）を水に溶かした「水素分子水」という水素水があります。**こちらについても、効果で不明な部分が多く、厳密な意味では人体に有効とまではいい切れません。

ただ数少ないですが、水素分子水については、エビデンス（証拠）が取れているいくつかの実験があります。

ひとつは糖尿病患者に1日900ミリの水素水を8週間続けて飲ませたところ、脂質と糖質の代謝に良い影響があったという、糖尿病治療でインスリンの代用になる可能性があるという実験がありました。また、水素水の投与によって脳に溜まっていた活性酸素を減少させることができたというマウス実験もありました。そして、マウスのストレスを減らし記憶力の低下を半減させた実験も成功しています。その実験では脳の記憶力を司る海馬という部分にあった変性した細胞が減少しました。

こうした実験から、水素分子水については糖尿病や動脈硬化などの循環器系疾病の治療、さらにアルツハイマー型認知症の改善効果が期待されています。今後、研究がさらに深まれば、新たな発見と疾病治療の可能性が広がるはずです。

水、お茶、お酒と怖い脱水症状の話

人間の体は大部分が水で占められているので、水が不足すると体を維持することが困難になります。一般的に、生命を維持するために必要な水の量は、1日に1キログラム当たり0・04リットルとされています。つまり体重60キロの人なら2・4リットル、70キロの人は2・8リットルの水を補給することが必要になります。

もちろん水なしでも2～3日なら生きていることはできますが、それはもう生死をさまようギリギリの話です。日常生活をおくるために必要な水分量が前述の数値なのです。

ただしこれは水だけではなくすべての食事、つまり野菜や果物、食事中の汁物など、あらゆるものに含まれる水分の量です。さらに食べ物が分解されてエネルギーに変わるときにH2Oが発生する場合もあるので、前述の水の量を実際に飲む必要はありません。**実際に飲む必要のある水の量は、1日約1・5～2リットルとされています。**

35度以上の猛暑日も当たり前となりつつある近年の強烈な夏は、これまで体験したことのない発汗が起き、熱を体に溜め込んでしまって水分の消費が激しくなり、熱中症などを引き起こしています。その防止のためには水の補給が必要です。

ところが、特にご年配の方に多いのですが、「水分をきちんと補給しているはずなのに脱水症状に陥った」という患者さんも多くいらっしゃいます。こうした方々から話を聞いてみると、その理由がわかりました。

皆さん、夏に水分補給が大切であることは十分に知っています。そこで朝昼晩、きちんと水分を補給していました。では何がいけないのか。特に朝の水分補給に関連しますが、その原因はお茶にありました。

朝にお茶を飲む習慣を持つ方は大勢います。若い人でも、夏に冷えたお茶を飲むことは頻繁にあるでしょう。ところが、お茶は水分としては吸収が遅いのです。

腸で吸収されやすい水は、たとえば「ポカリスエット」などに代表されるようなスポーツドリンクが一番速く吸収されます。これまでナチュラルミネラルウォーターをオススメしてきましたが、こうした水もそれほど吸収時間としては決して速くありません。そしてお茶はさらに吸収が遅い飲み物なのです。

ですから、朝にたっぷりお茶を飲んだとしても、それは胃腸に留まる時間が長く、お腹がタポタポしているままで実は吸収されていないのです。そうこうしているうちに、体のほうは水分が排出されていくので出るほうが多く〝脱水症状〟に陥ってしまうというのです。

よく「喉が乾いたときにはもう遅い」といわれます。これは、体が水を欲するようになった段階では、もう体は脱水症状寸前のところまできていて、そこで吸収しづらい水分を飲んでも脱水の克服には間に合わないということ。そんなときには、スポーツドリンクを飲んでできるだけ速く体に水を吸収させなければならないのです。

もうひとつ問題があります。それは、多くのお茶がそうなのですが、「カフェイン」を含んでいるということです。カフェインといえばコーヒーやコーラなどを思い浮かべますが、普通の緑茶や紅茶にも多くのカフェインが含まれています。

カフェインには「利尿作用」があり、たくさん飲むとそれだけトイレに行きたくなってしまいます。つまり、せっかく水を補給しているにもかかわらず、それ以上に排出を促しているのです。ですから体の水分が不要に抜けてしまい、脱水症状を引き起こしやすくなるというわけです。

ただしお茶に関しては例外があります。**カフェインを含まない麦茶、杜仲茶、ハーブティーなどは、利尿作用がありません。むしろ麦茶には、ミネラル分が多く、体調を整えてくれるメリットがあります。**

昔から、夏といえば麦茶というのが定番です。しかし何の根拠もなしに飲まれていたわけではなく、それなりのきちんとした理由があります。昔の人は科学的な知識を超えて、経験から夏の水分補給には麦茶が最適だということを見抜いていたということです。

日常的にお茶や紅茶、コーヒーを多く飲んでいる人は、意識的に麦茶などによる水分補給を心がけておいたほうがいいでしょう。

さて、ではお酒は、脱水症状という観点からはどうなのでしょうか。

アルコールには血管拡張機能があるため、お酒を飲むと血液の巡りが速くなります。その結果、腎臓の血液の循環を増やし、尿が増えてしまいます。つまり、アルコールには利

尿作用があるということです。 大量にお酒を飲んだ翌朝に喉がとても乾いているのはそのためです。

たとえばビールを1000ミリリットル飲んだ場合、1100〜1200ミリの尿が出るため、都合100〜200ミリの水分が外に出ます。つまり、アルコールを飲みすぎるとそれ以上に尿が出て脱水状態になるということです。

暑い中でお酒を飲むと、必要以上に汗をかきながらの飲酒となるので、皮膚から蒸発するなどの不感蒸泄(ふかんじょうせつ)もあいまって、涼しい場所で飲む以上の脱水が起きています。否定するわけではありませんが、熱帯夜のビアガーデンや真夏の焼肉店などでの飲酒は、汗による新陳代謝を促すかもしれませんが、それ以上に脱水症状を起こしやすくなると考えられます。

また、深酒をして帰宅してそのままますぐに眠ってしまう寝酒だと、アルコールの摂取に伴う大量の寝汗によって無意識に強度の脱水症状を招いてしまう可能性が高まります。酩酊状態にならないのがベストですが、**少なくとも寝る前にはコップ1、2杯の水を飲み、体に水分を補充してください。**

また、枕元に水のペットボトルを置いておき、いつでも水が飲めるようにしておくのも良いでしょう。

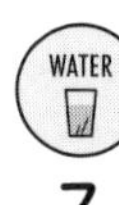

スポーツドリンクの選び方、飲み方は慎重に！

スポーツドリンクや経口補水液は、ナトリウム、カルシウム、クロールなどの電解質を素早く補充することができます。スポーツドリンクは2種類に分類されます。

・アイソトニック
別名「等張液」。安静状態にある人の体液と同じ濃度の飲料。
・ハイポトニック
別名「低張液」。運動後、発汗して体液が薄くなっている状態に適している飲料。

生物の授業で「浸透圧」という言葉を聞いたことはありませんか。2種類の濃度が違う液体が膜を挟んで並んだときに、お互いに均等の濃度になろうとして、薄い液体が濃い液体のほうへ流れていく性質があります。そのときに発生する圧力のことを浸透圧といいます。

人間の水分の吸収は、浸透圧の低い水が腸からいろいろな細胞に移動することで、水分を体内に吸収しています。

わかりやすいのはきゅうりの漬物でしょう。きゅうりはほとんどが水分でできている野菜です。それを塩漬けにすると、浸透圧の低いきゅうりの水分が、塩の混じった浸透圧の高いつけ汁のほうへ流れ、お互いに均等の濃度になろうとして塩分がきゅうりに吸収されます。これで、おいしいきゅうりの塩漬けができるわけです。この原理が人間の体にも働いているのです。

前項でも触れた脱水症状には種類があります。

・等張性脱水
細胞内から細胞外への水の移動はないが細胞外液量が減少する状態の脱水。ナトリウムイオン濃度は変化しない。

・低張性脱水
不足した水分が他の細胞から補給され、全体のナトリウム濃度が低くなった（希釈）状態の脱水。低ナトリウム血症などの症状が出る。

・高張性脱水
大量の水分が排出され、他の細胞からの水分補給が追いつかず、ナトリウム濃度が高くなってしまった状態。高ナトリウム血症などの症状が出る。

脱水症状がひどいときに、水だけを飲むとどうなるでしょうか。まず喉の渇きはおさまりますが、体に入った水の吸収はそれほど速くありません。また、水にはナトリウムなどが含まれていないため、**低張性脱水の場合は血中ナトリウム濃度が薄くなってしまい、全身のだるさや吐き気、さらには痙攣などを起こすことがあります（希釈性低ナトリウム血症）**。

マラソンランナーなどは、よく塩飴や塩のタブレットなどを途中に補給します。汗をかいているときに、塩分の補給は大切です。水分ばかりを取り塩分不足になる低ナトリウム血症を恐れているからです。

ただ、塩分ばかりを取りすぎると、水分と電解質のバランスが崩れてしまいます。これはむしろ「脱水症状」を引き起こしやすい状態になります。

そこで大切なのが、前述した「ハイポトニック飲料」です。

ハイポトニック飲料は浸透圧の低い「低張液」なので、飲むと人の体液よりも薄いため、すぐに細胞に吸収されていきます。暑いときや運動後はもちろん、熱中症や脱水症状を起こして倒れたというような緊急時には、ハイポトニック飲料を飲ませます。これによって、水分の吸収を素早く行うことができ、脱水症状や熱中症を速やかに解消する手助けとなりま

腸で水分を吸収するしくみ（浸透圧）

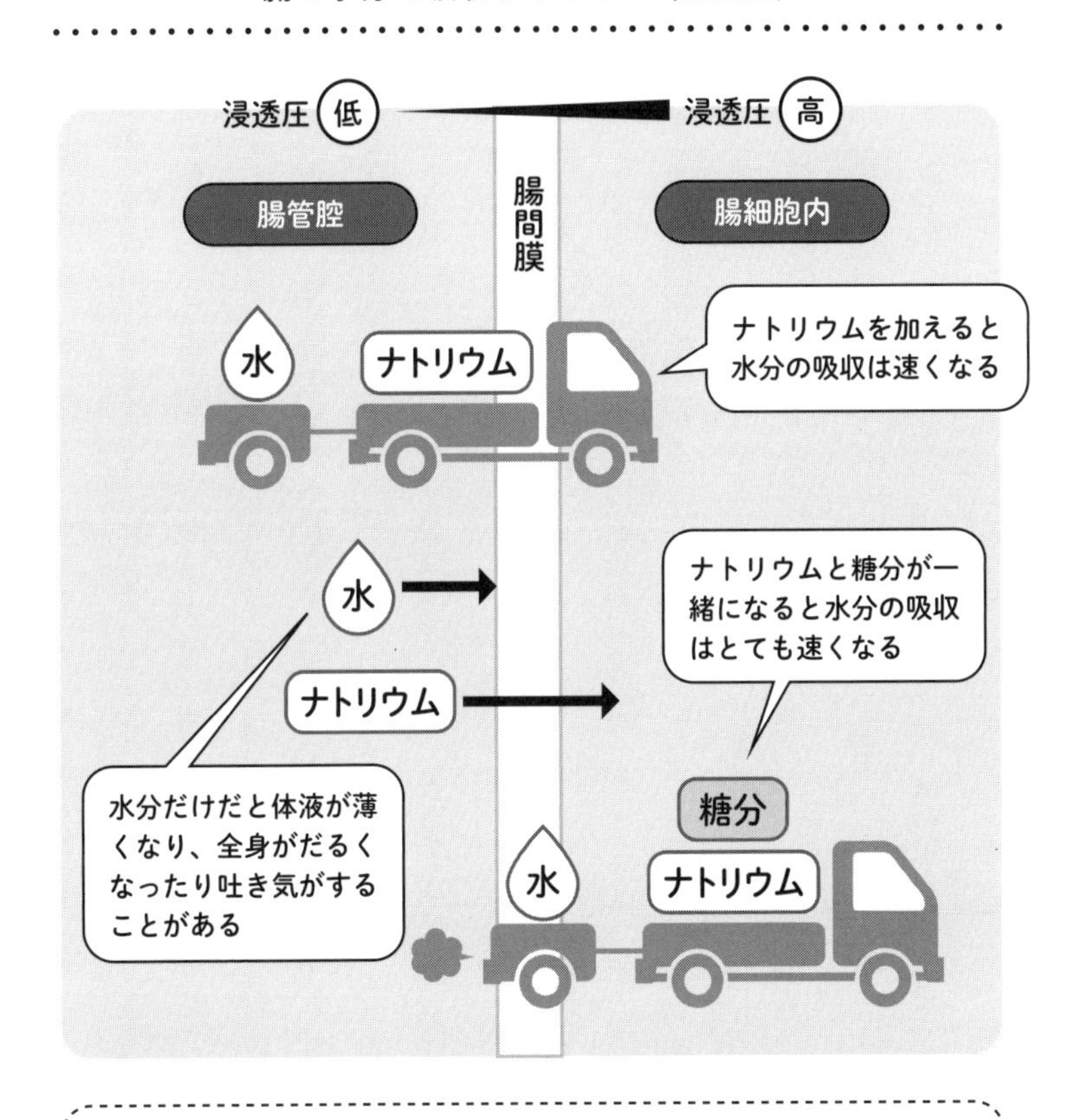

２種類の濃度の液体が膜を挟んで並んだとき、薄い液体が濃い液体のほうへ流れて均等の濃度になろうとします。その際に発生する圧力のことを「浸透圧」といいます。スポーツドリンクでは、ナトリウムと糖分の２つの濃度が浸透圧に関わります。これらの濃度が低く浸透圧が低ければ、腸での水分の吸収はスムーズです。

す。

スポーツドリンクについて注意しておきたいことがあります。それは糖分の量です。水分を腸から体内に吸収するためには、水だけよりも、ナトリウムなど塩分とともに糖分（ブドウ糖）が一緒にあることが必要です。**ブドウ糖は腸管での水分吸収を補助する機能があるのです。ただ、糖分が多すぎると今度は逆に浸透圧が高くなってしまうため、水分の吸収を妨げることになります。**

通常、スポーツドリンクでは、糖分濃度は2・5〜8％程度とされており、素早く水分を吸収できるようにつくられています。

ただ、これは運動などで汗をかいたときにこそ有効です。最近、水分補給が必要だということで、子供が学校へ行くときに水筒を持たせることが多いそうです。問題はその中身です。麦茶や水ならさほど問題ないのですが、登校しているだけでスポーツドリンクを持たせるのは問題です。**不必要に水分吸収が速いうえ、甘いものだと過剰な糖分摂取につながり、血糖値を高め、体に悪影響を及ぼしかねません。**

運動していないときや汗をかいていないときは麦茶や水、またスポーツドリンクでも等張性の高い「アイソトニック飲料」で、糖分の少ないものを飲んだほうがいいでしょう。

ちなみに、市販のスポーツドリンクはやはり人工甘味料や多くの添加物を加えてつくられています。それを飲んだからといって病気になるとは限りませんが、手軽に手に入るため常に欲してしまい、糖分やナトリウムの過剰摂取になる可能性もあります。

そこで、素材もつくり方もシンプルな経口補水液（ハイポトニック）のつくり方を次ページでご紹介したいと思います。

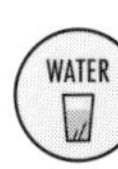

お酒をおいしく飲むための「水のルール」

みなさんは、お酒を飲む際に、一緒にチェイサーとして水を用意していますか？　大量にお酒を飲み、つまみを食べるというときに、テーブルの上に水を準備していないことも多いと思います。ただ、ある程度お酒を飲んでいると「水が欲しい」と思うでしょう。それが、正しい反応です。

お酒を飲んで、トイレに何度も行っているときは軽い脱水症状になりつつあり、本能的に水が欲しくなっています。つまり、飲酒のときには前もって「チェイサー」としての水を用意しておくのが最善の飲み方です。

第2章でも触れましたが、お酒には硬水を使った主に欧米のお酒と、軟水を使った日本の

手づくり経口補水液（ハイポトニック）のレシピ

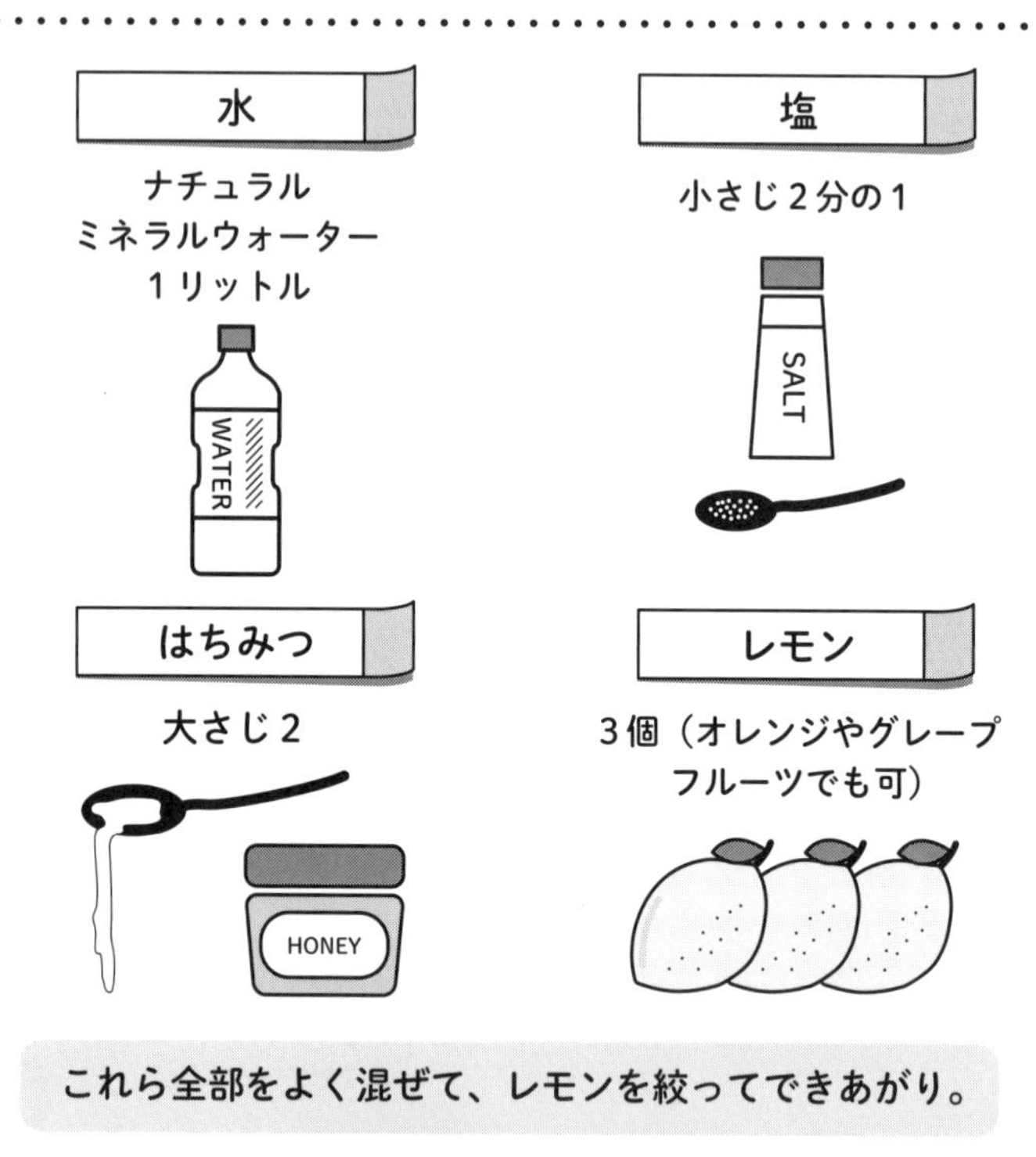

これら全部をよく混ぜて、レモンを絞ってできあがり。

注 乳幼児ボツリヌス症を起こすことがあるため、1歳未満のはちみつ使用は禁止されています。対象となる幼児には与えないでください。

お酒があり、つまみや食事についても、硬水でつくられた洋食を食べるなら洋酒、軟水を使った和食を食べるときは日本酒、という組み合わせがベストです。

それと同様に、**お酒と一緒に飲む水も、洋酒のときには硬水、日本酒のときには軟水を飲んだほうが水同士の相性が良く、おいしく飲めることがわかっています。そのことを踏まえて飲酒の際に水を体内に取り込んでおくと、悪酔いや二日酔いを軽減することができます。**

二日酔いは、アルコールが分解するときに体内にできるアセトアルデヒドという物質が有害であるため、吐き気や動悸、血管拡張などの不快な症状を起こすものですが、**水には解毒作用があるため、アセトアルデヒドを体外に排出する働きがあります。本章の冒頭の水の8つの効果でも説明したように、ほかにも脱水を避けるための水分補給、お酒で興奮した体を鎮める鎮静作用などが、たった1杯の水で解消できるのです。**

お酒を飲む機会があったら、まず酒を飲む前に水を飲み、それからビールなどのアルコールを頼みましょう。それと同時にチェイサーとして水を用意し、**お酒と一緒に少しずつ飲みます。**利き酒のように、お酒を飲んでから水を飲むと、口の中がお酒の味を消してくれるので、次に飲むお酒が新鮮に感じるはずです。

また、**お酒のお代わりをするときは、同時に水もお代わりします。酒席が終わって帰宅したら、寝る前に1杯水を飲みます。**

翌日、もし二日酔いになっていたなら、やはり水分補給を重点的に行いましょう。また胃や胸のむかつきがひどいときは、ハイポトニックのスポーツドリンクを飲むと、体調の回復に効果的です。

水をかしこく飲むことがお酒をおいしく飲むことに役に立つことを知っておきましょう。

緑茶のカテキンが、がんを抑制することに注目!

続けて水にまつわるということでお茶の話をしておきましょう。

私たちの世代だと、食事の後にほっと一息つくのにはお茶が一番です。今の若い人たちは、茶葉を急須に入れてお湯を注ぎ、お茶をいれるところを見たことはあるかもしれませんが、自分ではやったことがないという人も多いでしょう。お茶といえば、コンビニでペットボトル入りで売られているものだとさえ思っているかもしれませんね。

それはさておき、抗がん作用があるものとして、緑茶を外すことはできません。**緑茶に**

は「カテキン」というフィトケミカル（健康に良い栄養を与える植物由来の栄養素）が入っています。分類としては赤ワインなどと同じポリフェノールに属し、とても強い抗酸化作用があります。フィトケミカルは192ページで詳しく説明します。

しかもカテキンは濃度が高いほど効果が高いことがわかっています。つまり、渋いお茶、色の濃いお茶はそれだけカテキンがたっぷり入っており、抗酸化作用もそれだけ強いということです。ペットボトルでも「濃い」と銘打っているお茶がありますが、やはり自分で手間をかけていれるお茶のほうが香りや濃さを楽しめると思います。

体脂肪を減らす効果もあるので、ダイエットにも適しています。女性の場合は男性と比べて皮下脂肪が多いのですが、それにも威力を発揮するとされています。

また**カテキンは、細胞が何らかの影響で傷つきがん細胞に変容するのを抑制する効果があります。**静岡大学の富田勲教授の研究によると、傷つき異常になった細胞ががん細胞になるのを防ぐのには緑茶よりも番茶のほうが効果は高く、その前段階の傷ついた細胞が変異して異常になることを防ぐには緑茶のほうが効果があるとのことです。

ただしお茶に含まれるカテキンは量がそれほど多くなく、吸収もあまり良くはありません。そこで**吸収力を高めるためには、吸収を補助する「プロビタミンA」という成分**を多く含むかぼちゃや人参、みかんなどと一緒にお茶を飲むと、よりカテキンが吸収されやすいです。

第3章
POINT

- お酒のもととなる水のほとんどは「腸」から吸収される。
- 水は飲酒の視点から、脱水対策の水分補給、鎮静作用、解毒・希釈作用がある。
- 水道水は塩素が強く腸内細菌を殺すので、腸内環境が悪くなる。
- カルシウムとマグネシウムの含量で、硬水と軟水に分かれる。
- 欧米のお酒は主に硬水が原料で、日本のお酒は主に軟水からできている。
- 硬水と軟水によるお酒の質の違いは、つまみなど食に影響を与える。
- お酒と一緒に飲む水は、洋酒のときは硬水、日本酒のときは軟水が相性がいい。
- ｐＨで酸性とアルカリ性の水に分かれる。腸が喜ぶのは「弱アルカリ性」の水。
- シリカ、ナトリウムなどのミネラルは体内では生成できないので水で補給。
- アルカリ性の水は活性酸素に対する抗酸化作用がある。
- お酒による脱水とその対策のスポーツドリンク（ハイポトニック）を知る。

第4章

つまみの選び方が「腸」にやさしい〝後悔しない酒宴〟をつくる！

なぜ、お酒にはいい「つまみ」が必要なのか？

お酒の好きな人なら一度は体験したことがあると思います。それは、「ああ、喉が乾いた」といいながらキリッと冷えたビールを、ジョッキやグラスを逆さまにするかの勢いでゴクゴクと飲み干す行為です。ビールのＣＭなどでも、タレントさんたちが一気飲みして笑顔で「プハッ！」となるシーンを目にしますよね。夏の暑い日や運動して汗をかいた後のビールのおいしさは、私も当然知っていますから、その快感を否定はしません。

一気にアルコールを空きっ腹に流し込むと、アルコール度数のそれほど高くないビールでも、胃がキュッと熱くなる感覚も味わったことでしょう。胃の中が空っぽの状態でビールが入ってきたので、胃が全力でそれを吸収しようとフル回転した結果です。「戦う相手」がビールしかないですから、アルコールは一気に吸収され、酔いも一気に回ります。

よく「酒さえあればつまみはいらない」という人がいますが、そういう人はかなりの酒豪かアルコール中毒に限りなく近づいている人かもしれません。

通常は、お酒が体内に入ると、胃や腸が目覚めてぜん動運動を始め、何か食べ物を欲するようになるはずだからです。たとえばフレンチやイタリアンなどのレストランで最初に飲む食前酒は、その後に食べる食事を楽しむための準備運動として意義があります。

お酒とつまみは選び方と飲み方の"順番"が大切！

お酒を飲む前に食べておくといいもの

キャベツ（酢キャベツ）、玉ねぎ（酢玉ねぎ、玉ねぎヨーグルト）、チーズ、ヨーグルト、ナッツなど

GI値については187p参照

糖質が少なく低GI値のお酒を中心に飲む

焼酎、ウイスキーなどの蒸留酒をまず飲む。その際に水や無糖の炭酸水で割る。醸造酒の中では赤ワインは糖質少なめで低GI値。

枝豆など豆料理は
タンパク質も豊富

食物繊維、酢の物

枝豆、冷や奴、きゅうりなどの漬物、キムチ、生キャベツ、冷やしトマト、オニオンスライス、きんぴらごぼう、大根サラダ、もやしの炒め物、海鮮サラダ、ひじき煮、もずく酢、メカブ酢、タコの酢の物、しめサバ、酢キャベツ etc.

酢については242p参照

タンパク質

棒々鶏（バンバンジー）、塩味の焼き鳥（ささみ、レバー、軟骨、砂肝など）、ホルモン（ミノ、ハツ、センマイなど）、卵料理（だし巻き卵、温泉卵など）、マグロの刺し身、カツオのたたき、サバやサンマの塩焼き etc.

脂質・炭水化物（糖質）

ラーメンについては185p参照

つまみはいらない、もしくは気にしないというのは、医学的にちょっと危ない状況です。普通はアルコールが胃腸を直撃しているため、粘膜を荒らしてしまいます。相当、腸内フローラが踏み荒らされてしまっているのではないでしょうか。

本来、お酒を楽しく健康的に飲むためには、つまみなど食べ物が重要です。そこで第4章ではつまみの話をしていきたいと思います。

ちなみに、お酒を飲むと太り、さらには不健康になると思われているかもしれませんが、**お酒と一緒に食べるつまみの選び方と、食べる順番、量がとても影響しています。**お酒を飲んだら太ったというのは、多くは太りやすいつまみをいっぱい食べたことが主な原因です。つまみとお酒の選び方と順番について、前ページの図にまとめましたので参考にしてください。

何といってもキャベツは腸と〝最高〟のお友だち

なぜキャベツ？　そう思われたでしょうか。キャベツはつまみにもなれば、お酒の前の準備運動にもなります。もちろん胃腸に大変有効な成分がたくさん含まれています。一番注目しておきたいのが、「食物繊維」です。

食物繊維には、セルロースなどの不溶性のもの以外に、水溶性のものがあります。**水溶性の食物繊維は腸内細菌のエサとなるので、善玉菌を増やす効果があります。一方、不溶性の食物繊維は消化されにくく、胃や腸の中をゆっくりと時間をかけて通過するため、お腹が空きにくくなり、ダイエットにも最適です。**

善玉菌のエサとなる**水溶性の食物繊維を含む食材はたくさんありますが、特にオススメなのがこのキャベツなのです。**とにかくお酒を飲む前にキャベツをバリバリ食べる。飲みながらもバリバリ。それが食物繊維を取るうえで一番有効な方法です。

キャベツ100グラムには、食物繊維が2グラム含まれています。日本人は日常生活において14グラムの食物繊維を摂取しているという調査がありますが、本来必要なのは19〜20グラムほど。つまり日常的に若干食物繊維が不足しているのです。そこで意識してキャベツを食べれば、食物繊維の目標値をクリアすることができます。

私が提唱するのは**「食前キャベツ」**というものです。つまり、飲食の前にキャベツをまず食べておくのです。**キャベツを一定量食べるとお腹が膨らんで、その後の食事を食べすぎなくなります。**

また、キャベツは、「イソチオシアネート」というフィトケミカルを含んでいます。これは大根おろしなどと同じ辛味成分で、細かくすることによってより多く出てきます。ですから、キャベツについては千切りなどにしたほうが、イソチオシアネートをより多く体内に取り入れることができます。イソチオシアネートは発がん抑制作用を持っているうえに、がん細胞を殺す力も持っています。**がん予防だけでなく、がんの増殖を抑える効果も期待できる最強の野菜**だといえるでしょう。また、キャベツ特有の成分のキャベジン（ビタミンU）が胃酸の分泌を抑え、弱った胃の粘膜を丈夫にしてくれます。

水溶性の食物繊維の多くは煮てもスープに溶け出しますし、不溶性のものはそのまま食材の中に残っているため、調理して食べても食物繊維は十分摂取できます。しかし、イソチオシアネートは熱に弱く、火を通すと半分以上が壊れてしまうので、摂取するなら「生キャベツ」がベストです。

できれば毎食、最低でも1日1回、キャベツの千切り100グラムを食事前に食べると、善玉菌のエサとして腸内環境を整え、さらに満腹感のダイエット効果もあって健康的な生活を送ることができます。

キャベツの食べ方はいろいろあります。そのままちぎって食べてもいいですし、千切りに

最強の食材キャベツのすごい効果

効果 1

キャベツの水溶性の食物繊維は「善玉菌のエサ」になります。一方、キャベツの不溶性の食物繊維は胃腸をゆっくり通過してお腹が空きにくくなります。「食前キャベツ」がオススメです。また、噛みごたえがあり、満腹感を与えるダイエット効果もあります。

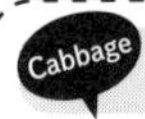

効果 2

「酢キャベツ」を食べると、腸内で発酵・分解が行われ、酢酸や酪酸などの「短鎖脂肪酸」が生成されます。短鎖脂肪酸はやせる体質をつくるのに必要な“ヤセ菌”を増やします。また、短鎖脂肪酸を感知すると、脂肪細胞は脂肪の取り込みを止めます。さらに、短鎖脂肪酸は腸に入ることで、神経を介して脳に食欲を控えるように指令します。そして、全身の代謝を活性化して脂肪が燃えやすい体にするとされています。

（→243ページ参照）

効果 3

キャベツは「イソチオシアネート」というフィトケミカルを含んでいます。イソチオシアネートは発がん抑制作用とがん細胞を殺す作用があります。キャベツはがん予防だけでなく、がんの増殖を抑える効果も期待できるのです。

して、塩やオリーブオイルなどをかけて生で食べることもあります。なかでも**私のオススメは、酢と合わせた「酢キャベツ」です。**とても食べやすくなります。

大量のキャベツを千切りにして酢キャベツとしても冷蔵庫に常備しておくと、日持ちするので、今日は生キャベツ、翌日は酢キャベツと食べ方にバラエティーが出て飽きることもありません。なお、酢は健康の代名詞のような食材で、キャベツとの組み合わせは最強といえるでしょう。酢については第5章で詳しく説明します（242ページ参照）。

また、キャベツは簡単に飲み込めない野菜ですから、よく噛んで食べることになります。**噛みごたえのある食材は、噛む行為だけで中枢神経を通して満腹感を与えてくれます。**ですから、必然的にその後たくさんの飲食をしなくなるのです。キャベツにダイエット効果があるというのは、食事の量が減少するメリットがあるからなのです。

お酒を飲むのであれば、その前にまず生キャベツや酢キャベツなどの「食前キャベツ」をあらかじめよく噛んで食べて腸内を整え、これから始まる酒宴の準備をしておきましょう。

腸からのオススメ「鶏肉と野菜を食べよう」

みんなが大好きなもの、そしてお酒の席で「とりあえず」頼んでしまいがちなつまみ、それが「鶏の唐揚げ」です。油を使った揚げ物ですから、体に良くなさそうなイメージがあると思います。確かに唐揚げなどの揚げ物を食べすぎると余計な脂肪がつくのでダイエットでは禁じられています。しかし、鶏肉はお酒のつまみに大変向いていると思います。

大豆などの植物性タンパク質も人間の体には必要ですが、**動物性タンパク質ももちろん必要です。人間の体は、年齢が上がるに連れてあっさりした食事を好むようになり、タンパク質が不足しがちになります。特に足りなくなるのが、動物性のタンパク質です。**

動物性のタンパク質は、魚を食べても摂取することはできます。魚には体をつくるのに有効なオメガ3系の油が多く含まれているので、できれば毎日何らかの形で魚を食べていただきたいのですが、それでも不足するのが動物性のコレステロールです。

コレステロールは多すぎても脂質異常症などの病気を引き起こすのですが、不足すると体を維持するためのホルモンを生成できなくなり、最悪は死に至ります。このようなコレステロール不足は現在「新型栄養失調」とも呼ばれています。

魚だけではコレステロールが少なすぎます。そこで牛肉や豚肉、鶏肉などの動物性のタンパク質を取ると、同時にコレステロールを摂取できるという点が、肉食をオススメするポイントです。

こうした理由から、高齢でも週に2回はステーキやハンバーグなど、肉類を食べることが健康維持のために必要なのです。なお、牛肉は鉄分、豚肉はビタミンB1が豊富です。鶏肉は脂質が少なく、消化吸収に優れています。鶏肉は皮を除いて食べるのがオススメです。

私たちの体をつくり、維持していくためにも、肉を食べることは大切なのです

唐揚げは、良質な鶏のタンパク質を手軽に取ることができます。もちろん唐揚げばかり食べすぎると脂肪分の取りすぎで体には良くありません。なるべくなら、蒸し鶏を使った「棒棒鶏」(バンバンジー)とサラダを食べると良いでしょう。

良質なタンパク質と野菜を食べることによって、食べすぎ飲みすぎの後の二日酔いや、脂質や炭水化物の取りすぎを軽減してくれるのです。

そういった意味でも、鶏肉は宴席で注文し、適度に食べるようにするといいでしょう。

肉に関して補足しておくなら、レバーは、脳卒中や心筋梗塞、認知症などを予防するのに必要とされる「葉酸」を多く含んでいます。

どのレバーも葉酸の数値は高いのですが、特に**鶏のレバー**は40g当たり520μgで、**牛レバー**(同400μg)、**豚レバー**(同324μg)よりも多くの分量の葉酸を含んでおり、焼き鳥ならレバーが効果的です。また、焼き肉なら牛レバーの塩焼きなどがオススメです。

ちなみに植物性の食材にも葉酸を多く含むものがあります。たとえば、ほうれん草、芽キャベツ、枝豆、アボカド、ノリ、さらに緑茶などに多く含まれています。

スルメやエイヒレが腸と脳を元気にする！

最近の若い子には細面(ほそおもて)のアゴ周りがスッキリとした美男美女が増えていますが、私にはどうも噛む力が弱そうに見えます。実際に最近の食材は柔らかいもの、刺激の少ないものが増えています。子供の頃からこうした柔らかいものや食べやすいものを選んで食べてきたとしたら、アゴの力が弱いままで大人になってしまいます。

小さいうちから大切にされて雑菌から守られると、腸内細菌の発達が妨げられ、免疫力の弱い大人に成長してしまいます。また、柔らかく刺激の少ないものばかり食べていると、アゴの力の弱い大人になってしまいます。両方とも同じような流れと思います。

テレビ番組などでも固いものを噛むことの効果をよく取り上げているように、**「噛む」という行為は健康を維持するためにとても大切な行為です。**野生の動物が歯が弱ってしまうと死に直結してしまうのと同様、人間も歯が重要です。

噛む行為は、口やアゴから刺激が大脳に伝達され、頭を活発に働かせます。たとえば記憶を司る海馬や、感情をコントロールする扁桃体などが活性化するわけです。これによって子供ならものを覚える力が、高齢者なら認知症などの防止に効果があります。

さらに、よく噛むと脳の満腹中枢が働き、食べすぎを防止することができますし、味を感じる感覚も養われていきます。**噛むと唾液がたくさん出てくるので、胃腸の消化を助ける**うえ、唾液によって口の中の雑菌を殺し、虫歯や歯槽膿漏などを防ぐ効果があります。また**唾液には発がん性の物質を殺したり、力を弱めたりする酵素が含まれています。**

このように、固いものを噛む行為は良いことばかり。食事の際は回数を多めにしっかり噛むことを意識してください。

固い食べ物は、人の体を健康にしてくれます。そんな理由から、宴席で私がオススメしたいつまみは、スルメやエイヒレです。

ご存知のようにこれらはとても固いものですから、必然的に何度も繰り返して噛むことが要求されます。しかも噛めば噛むほど味が出ておいしくなるという特徴があります。**スルメを噛むたびに、脳がどんどん若返っていくと考えてもいいでしょう。**固いという意味では、ビーフジャーキーなども同じ効果があります。

スルメの材料であるイカには海の成分であるナトリウムやカリウム、亜鉛、マグネシウムなどミネラルが含まれています。さらにタンパク質やビタミンE群、特に**「ナイアシン」という、細胞で糖質や脂質を分解しエネルギーを生み出す働きを補助する成分**が入っています。またスルメには、血液をサラサラにする効果や疲労回復作用、肝臓の保護、血圧の低下などの効能もあります。**さまざまな栄養素が、乾燥して固くなった身にぎっしりと濃縮されているのです。**

固いからといって遠巻きにせず、つまみにはぜひスルメやエイヒレを食べましょう。噛めば噛むほど味わい深く、胃腸の消化も助けてくれて、しかも脳も元気になるのですから。

腸は「ネバネバ」がだ〜い好き

腸内細菌の大好物である水溶性の食物繊維を取るのに最適な食材は、ほかにもたくさんありますが、**特にここで推しておきたいのは、納豆やオクラ、メカブ、山芋、モロヘイヤなどのネバネバした食材です。**

朝食に必ず納豆を食べる、という人も多いかと思いますが、まさしく納豆は、たくさんの栄養素が含まれています。代表的なものを挙げると、骨粗しょう症や女性の更年期障害を予防し、ストレスを解消するイソフラボン、コレステロールや中性脂肪を低くするレシチン、カルシウムの吸収を良くするビタミンKなどです。ビタミンKは腸内細菌でも合成される栄養素で、動脈硬化などの予防に効果がありますが、さらに外から摂取することによって、より働きが活発になります。

納豆にはビタミンEも含まれています。これは、人体の老化（酸化）を進める活性酸素を取り除く抗酸化作用を持っています。さらに、**納豆が持つナットウキナーゼには、血液をサラサラにする作用があるため、血管に入って血栓を溶かしてくれ、動脈硬化による心筋梗塞や脳卒中などを防いでくれる働きがあります。**

モロヘイヤやオクラなどのネバネバ成分も同様の働きを持っていますが、そっちは苦手という人も多いかもしれません。家庭で食べるなら、刻んで納豆に混ぜてしまうと、青臭さや舌触りが納豆のネバネバと匂いで紛らわされ、食べやすくなります。私は納豆を食べるときには、納豆以外にネバネバ食材を2種類ほど混ぜて食べるように心がけています。

居酒屋のメニューなら、オクラ納豆やマグロの山かけ、メカブの酢の物などがありますし、お店によってはそのほかいろいろと納豆や山芋などを使ったつまみがあるはずです。これらは、お酒と一緒に食するとつまみとしておいしく、さらに腸内の粘膜に働きかけて腸内細菌にも良いという、一挙両得な食材といえます。

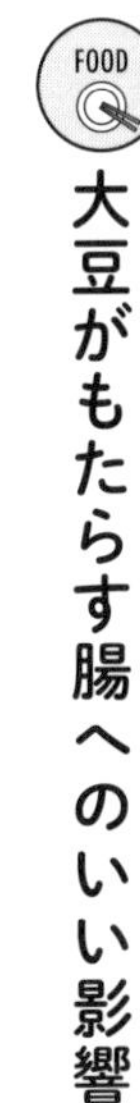

大豆がもたらす腸へのいい影響

納豆は大豆からできていますが、**こうした豆類に含まれている栄養素は腸内細菌のバランスを保つためにとても役に立ちます。ストレスを解消するイソフラボンのほか、食物繊維、ビタミン、ミネラルなどが豊富です。**大豆以外にも、黒豆やインゲン、ひよこ豆、えんどう豆、そら豆など、多くの豆類に豊かな栄養素が含まれているのです。

豆類には、腸内細菌のエサとなる食物繊維が豊富に含まれています。食物繊維の摂取量は精神状態をコントロールするセロトニンの分泌量を左右します。自殺率は食物繊維の摂取量の多さと反比例する、という統計も存在しています。セロトニンについてはまぐろの項目（166ページ）で詳しく説明します。

イソフラボンに限っていえば、女性ホルモンのバランス調整にも影響があります。ただ、あまりイソフラボンを過剰に摂取すると、血中ホルモンの変動によって子宮内膜症などの病気を引き起こす可能性があります。

内閣府の食品安全委員会では、イソフラボンの適切な摂取量は1日75ミリグラム程度とされており、豆腐なら1丁、納豆なら2パックです。しかし平均的な日本人の食生活においてイソフラボンの摂取量は30ミリグラム程度となっており、圧倒的に少ないのです。意識して納豆や豆腐など、大豆製品を食べるように心がけたほうがいいでしょう。

もうひとつ、**大豆に含まれるタンパク質は、植物性タンパク質であり、肉や卵とは種類が違います。大豆のタンパク質は中性脂肪を抑える効果があります。**

中性脂肪が増えるとＨＤＬコレステロール、いわゆる善玉コレステロールが減少し、反対に**悪玉のＬＤＬコレステロール**が増加します。悪玉コレステロールは活性酸素と結合すると、**過酸化脂質**という物質に変化し、脳梗塞や心筋梗塞など、循環器系の生活習慣病を引き起こす恐れがあります。**こうした病気を避けるために、大豆のタンパク質が必要です。**

大豆タンパク質にある「βコングリシニン」という物質は、肝臓で中性脂肪がエネルギーになるのを促すため、血中の中性脂肪を著しく減少させます。また、血中の余分なコレステロールを体外に排出してくれる作用もあるため、生活習慣病の予防にとても役立つのです。

そういうことなら、お酒の席で枝豆をいっぱい食べればいいのでは、と思われるかもしれませんが、実はそれはそれで良くないのです。これまで述べてきたことをすべてひっくり返すようで恐縮ですが、事実です。

大豆のさまざまな効果

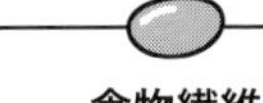

食物繊維

不溶性食物繊維が豊富。胃の中に長くとどまり、腹持ちが良いため食べすぎや間食を防ぐ効果も。

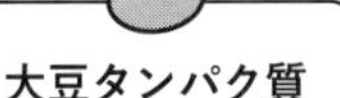

大豆タンパク質

必須アミノ酸をバランス良く含む。血中コレステロール値の上昇を抑え、動脈硬化や高血圧を予防。

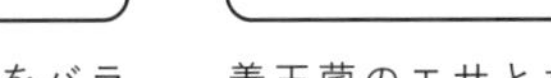

大豆オリゴ糖

善玉菌のエサとなり腸内環境を健やかに保つ。ほかのオリゴ糖に比べて少量でもビフィズス菌が増加。

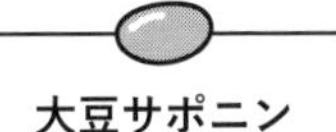

大豆サポニン

血中コレステロール値を下げ、体脂肪を燃焼。腸の働きを活発にし、便秘を解消して大腸がんを防ぐ。

大豆レシチン

細胞を活性化して老化を防ぎ、血行を促進。抗酸化作用が強く、ビタミンEの吸収もサポート。

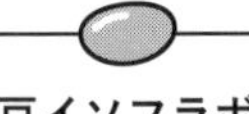

大豆イソフラボン

女性ホルモンのひとつ、エストロゲンと同様の働きを持つ。更年期障害や骨粗しょう症予防に効果あり。

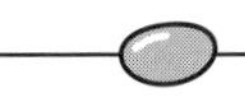

ビタミン・ミネラル

ビタミンB群、ビタミンEを多く含む。カルシウム、鉄、亜鉛などのミネラルも豊富。

大豆に含まれるタンパク質は、食物性タンパク質で、肉や卵の動物性タンパク質とは種類が違います。大豆のタンパク質は中性脂肪を抑える効果があります。

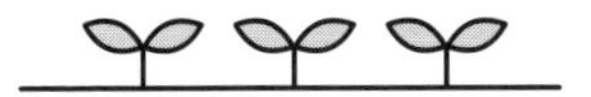

出典：『名医が教える世界一の「長寿食」』（藤田紘一郎著、宝島社）

枝豆には前述したように上質な植物性タンパク質がたくさん含まれているのですが、つくる段階で多くの塩を使います。そのほうが味がハッキリしておいしく感じるからです。

塩だけを舐めながら日本酒を飲むという酒豪もいるくらいですから（もちろん体には良くない飲み方です）、しょっぱいものはお酒に合うのですが、枝豆には多めに塩が使われていることを知っておきましょう。

枝豆をみんなと分かち合いながら食べている程度ならいいのですが、ひたすら枝豆ばかりという食べ方は塩分が多いという点であまり賛成できません。枝豆はちょっとつまむ程度にし、後は冷や奴などで同じ植物性タンパク質を補ったほうが、お酒の席では効果的です。

「発酵食品」は腸の強力な助っ人！

納豆の話が続きますが、納豆の原料である大豆自身のメリットのほかに、納豆がオススメできる理由があります。それは「発酵食品」であるという点です。

発酵食品は、納豆ばかりでなく、ヨーグルト、味噌、酢、ぬか漬け、醤油などが挙げられます。発酵食品には「乳酸菌」や「ビフィズス菌」が含まれています。乳酸菌には、ブルガリア菌、カゼイ菌などのいくつもの種類があります。ビフィズス菌の腸内での生息数は乳酸菌の100～1万倍といわれています。これらは善玉菌の代表格といえます。

ヨーグルトに含まれる乳酸菌やビフィズス菌は胃酸に弱く、9割が死滅し、腸まで届くのはわずか1割程度です。ただし胃酸などで死滅した菌にも、血圧降下作用や血中のコレステロールを下げる働きがあることがわかっており、それはそれで役に立っています。

生きたまま腸に達したビフィズス菌は、腸内で酢酸と乳酸をつくり出します。それによって悪玉菌が腸内にはびこることを防ぐ働きがあります。また、腸の状態を整える「整腸作用」があるため、便秘や下痢などの体質を改善し、腸の運動を正常にしてくれます。

腸の内壁はムチン層という粘膜で覆われています。これは、山芋などのヌルヌルとした成分とほぼ同じものです。この粘膜には腸を保護する役割があるのですが、有害物質が侵入してくると、それが腸の粘膜にくっつき、腸を痛めることになります。しかし、**あらかじめ乳酸菌やビフィズス菌が腸に届いていれば、ほかの有害物質が入ってきても乳酸菌などに覆われているためにくっつくことができず、結果的に腸を保護する**ことにもなります。

乳酸菌やビフィズス菌はこうして腸の免疫力を高め、がんやそのほかの感染症などへの抵抗力をつける働きがあるのです。

居酒屋で発酵食品を注文するなら、たとえば海藻類などの酢の物、野菜などのヨーグルト和え、ぬか漬け、味噌汁などがいいでしょう。また、食前キャベツを最初に食べるときには、味噌をつけると食べやすくなります。

そのほか、味噌を使った料理は炒め物、焼き物などにもありますから、乳酸菌で腸内細菌を活発にするためには、そうした発酵食品のメニューを選ぶことも大切です。

腸を喜ばすために、日本人なら海藻をもっと食べよう

第1章で、欧米人はアルコールに強い遺伝子を持っている人が多いので、お酒を飲んでも大きな影響はないと述べました。人の体質は民族によって遺伝的にも異なり、残念ながら日本人の「アルコール強者」はそんなに多くないとも説明しました。腸内細菌も代々引き継いでくるものですが、個々の生活環境によって腸内フローラの状態、つまり腸内細菌の種類がまちまちになります。ただし、日本人の一般的な腸内フローラの状態は、伝統的な食生活から影響を受けて似通っているのも事実です。

そんな日本人の腸内環境ですが、欧米と比較して特に日本人が多く持っているという腸内細菌があります。それは、**ワカメやノリなど、海藻類を分解する遺伝子を持った腸内細菌**です。日本人の8割がその腸内細菌を持っていることが確認されています。

日本は島国で、太古の昔から海産物を多く食べてきました。東京都大森の貝塚からたくさんの貝殻の化石が出てきたことでもわかります。北は北海道から九州、沖縄まで、海産物は欠かせない大切な食材として受け継がれて来ました。豊富な海産物が日本人の食生活を支えてきたのです。

ですから、日本人が海産物に適応した消化能力を持つようになるのは自然の流れです。欧米でお寿司が人気食となっていますが、彼らにとってノリ巻きや軍艦巻きなどのノリは消化されにくいというのが本当のところです。

海藻類にはたくさんのミネラル類が含まれています。また海藻は腸内細菌が大好きな水溶性の食物繊維も豊富です。ワカメにはカルシウムやカリウムがたっぷりと含まれており、肥満予防にも役立ちます。昆布は3分の1が食物繊維で髪や爪などの成分になります。ひじきは、特に乾したものだと、含まれるカルシウム量は何と牛乳の12倍です。ビタミンAもたっぷりと入っています。そして**朝食にもよく並ぶノリ。「海の大豆」と呼ばれるほど豊富なタンパク質が全体の40%を占め、しっかりとした体をつくってくれます。**

一時、「寒天ダイエット」など海藻を使ったダイエットが流行した時期がありますが、寒天も天草からつくられた食品です。成分からすれば確かに0カロリーなのですが、多くの日本人は寒天からもエネルギーを得ることができるという特殊な腸内細菌を持っています。ですから寒天ダイエットはなかなか成功しないのかもしれません。

居酒屋のメニューなら、もずく酢やワカメの酢の物、おでんなどの昆布巻き、海藻のサラダ、ひじきの煮物など、海藻類のメニューは数多くあります。腸を喜ばせる飲み方のひとつは、つまみに海藻類をオーダーすることなのです。

マグロは腸から幸せを運んでくる〝最幸〟のつまみ

はじめにで書いたように、脳と腸は自律神経系や液性因子（ホルモンなど）を介してつながっています。腸や内臓で得た情報は神経を通じて大脳に伝わります。腸と脳は不安やうつ症状などの感情の変化を直接やり取りして、自律神経に働きかけてホルモンの分泌などを行い、生命活動を維持しています。

その生命活動において**精神状態をコントロールするホルモンが、「セロトニン」です。**セロトニンが不足すると、怒りやすくなったりと、感情のコントロールが不安定になります。

お酒を飲む大きなメリットのひとつがストレス解消であると本書では伝えていますが、仕事でのストレスは、ひどくなると心身のバランスを乱してしまい、うつ病などにつながってしまいます。この**うつ病の原因は、腸内細菌にもあると私は考えており、特に腸で生成さ**

「幸せホルモン」のセロトニンとドーパミン

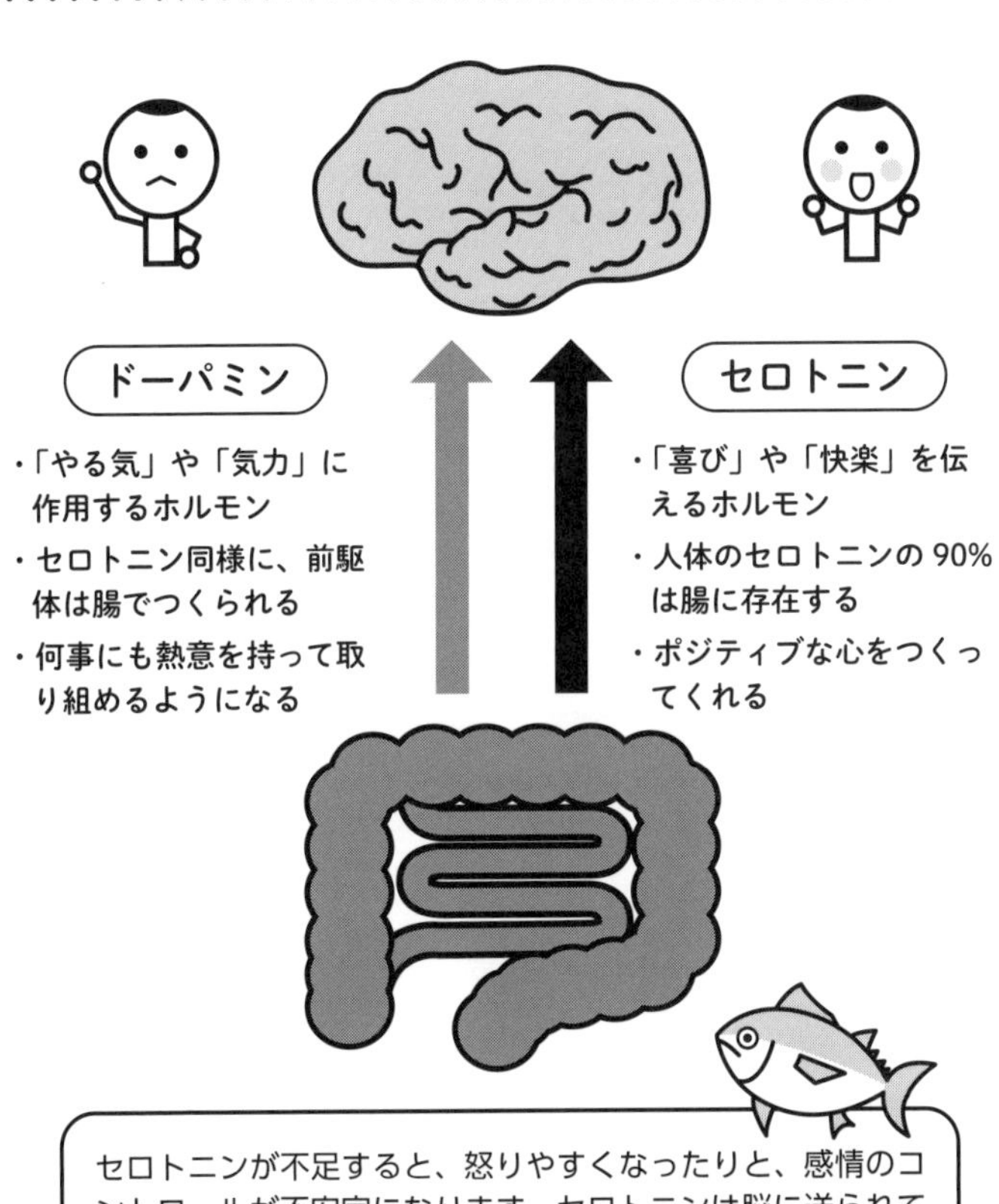

セロトニンが不足すると、怒りやすくなったりと、感情のコントロールが不安定になります。セロトニンは脳に送られて多幸感を高めます。セロトニンはタンパク質からできていて、ビタミンＢ６やナイアシン、葉酸などのビタミンを利用して分解・生成されます。マグロの赤身はそれらの栄養素をすべて持っています。

れるセロトニンが大きく影響しています。

腸内細菌のバランスが整っていないと、セロトニンは生成・分泌されません。セロトニンは脳に送られて多幸感を高め、集中力などをアップさせます。

セロトニンはタンパク質であるアミノ酸からできていて、ビタミンB6やナイアシン、葉酸などのビタミンを利用して分解・生成されます。つまり、セロトニンを不足させないためには、セロトニンのもととなる栄養素を摂取すればいいのです。

都合のいいことに、**タンパク質やビタミンB6、ナイアシン、葉酸などすべてを持った食べ物があります。それがマグロの赤身です。**マグロの赤身は、刺し身、マグロのブツ、マグロの山かけなどとして居酒屋のメニューによくあるつまみです。

セロトニンは脳内に多く分泌されると、感受性が高くなり、幸せな気分をつくり出します。マグロ以外の魚にもセロトニンのもとになる物質は含まれており、フィンランドで行われた調査では、週に2回以上魚を食べている人は希死念慮（きしねんりょ）が低下し、自殺の可能性が減ることが確認されています。

マグロは腸から幸せを運んでくれる、〝最幸〟のつまみといえるでしょう。

魚のつまみで血液はサラサラ、考えもスッキリ！

サバやサンマ、イワシなどのいわゆる「青魚」と呼ばれる魚や、マグロなどの脂には、DHA（ドコサヘキサエン酸）やEPA（エイコサペンタエン酸）という成分が含まれています。詳しくは後述の油の分類（216ページ参照）で説明しますが、DHAやEPAは、温度の低い海底でも固まらない、つまり常温でも液体の**「不飽和脂肪酸」（特にオメガ3系脂肪酸）**で、魚はこの良質の脂を体内に豊富に蓄えています。

こうした**魚の脂は、人間の体内に入っても固まらず、むしろ血液をサラサラにしてくれ、酸素や栄養分を脳や全身にスムーズに運んでくれるのです。**

「魚を食べると頭が良くなる」などとよくいわれますが、これは魚の**DHAが脳内に増えることによって脳細胞の膜が柔軟になり、脳内の情報伝達力が速くなる**と考えられているからです。脳が活発に働くと、記憶力や学習能力も上がるため、頭が良くなるといわれてきたわけです。

DHAはマグロなどの目の周りのゼラチン状の部分に多く含まれています。一般的に栄養学で推奨されている1日当たりのDHAやEPAの摂取量は1600ミリグラムとされています。これは、マグロの刺し身なら4、5切れ、ブリの刺し身ならば6、7切れ程度です。

このDHA、EPAというオメガ3系の脂は酸化しやすい特徴があります。**効果的に魚からこれらの脂を取り入れるためには"生"で食べる刺し身が一番オススメです。**

また、生食でなくても、魚の焼き物、とりわけマグロのカマ焼きなどがあったら積極的にオーダーし、目の周りのゼラチン状の部分に真っ先に箸をつけましょう。こんなに良質な脂質を飲み会の席でほかの人に奪われてしまわないように。

イワシは頭から食べるのがベスト

青魚にはDHAやEPAなどのオメガ3系脂肪酸が含まれていると説明しましたが、特に注目すべきなのはイワシです。**イワシには生活習慣病を防ぐ効果があるのです。**

その前に、DHEA（デヒドロエピアンドロステロン）、別名「長寿ホルモン」と呼ばれる男性ホルモンを説明しておきましょう。このホルモンは副腎や性腺から血中に分泌されています。**DHEAにはタンパク質を同化して筋肉を増強し、体の燃焼効率をアップさせる作用があります。**これによって脂肪が燃焼され、エネルギーを取り出すことができるうえ、太りにくくしてくれます。

ＤＨＥＡは７歳ぐらいから分泌され、成長とともにホルモン量は多くなります。分泌量のピークは体ができ上がる20代頃で、そこから年齢を重ねるにつれて今度は分泌量が低下していきます。

ＤＨＥＡには脂肪細胞に働きかけて血糖値の濃度を調整する作用もあり、血糖値を下げるインスリンを分泌する感受性を調節してくれます。つまり糖尿病の予防につながります。

いろいろＤＨＥＡについて説明してきましたが、実は**イワシに含まれる「セレン」という物質には、副腎を活性化し、ＤＨＥＡの分泌を促進する働きがあります。ですから、イワシを食べると、消化して腸から吸収することにより、糖尿病の予防にもつながる**というわけです。また動脈硬化やがんの予防にも効果があるとされています。

ところで、焼いたイワシをそのまま頭から食べるとカルシウムやリン、ビタミンDなど、そのほかの栄養素もたくさん摂取できますが、頭は食べられないという人も多くいるはずです。

そんな人たちに朗報です。もっと食べやすく、しかも簡単に手に入るイワシがあるのです。その食材はシラス。あの小さな白い魚の正体は、マイワシやカタクチイワシの稚魚なのです。**イワシの頭を食べるのが苦手な人でも、シラスなら簡単に食べることができるはずです。**居酒屋で選ぶなら、大根おろしを載せたシラスおろしなどが、さっぱりとして食べやすいと思います。

ちなみに大豆に含まれている「イソフラボン」もＤＨＥＡを分泌する働きを持っています。シラスおろし、納豆、冷や奴など、ＤＨＥＡを目当てに最初の一品としていかがでしょうか。オススメです。

いろいろな栄養がそろった食材、ゴボウ

食物繊維には「水溶性」と「不溶性」があるとキャベツの項目（１４８ページ）で説明しました。水溶性の食物繊維は腸内細菌の大好物でエサとなります。そして小腸において糖質の吸収をゆるやかにします。また、不溶性の食物繊維は、腸のぜん動運動に乗って腸内を移動し、腸に貯まったさまざまな不要物やカスを絡め取り、便として体外に排出する役割があります。

水溶性の食物繊維としては果物や海藻などがあり、不溶性の食物繊維にはキノコや芋類、豆類などがあります。この２種類の食物繊維を両方多く併せ持つすばらしい食材があります。それがゴボウです。

ゴボウは食物繊維の宝庫で、2種類の食物繊維をほぼ均等のバランスで含み、ゴボウ2分の1本で、1日に必要な食物繊維の4分の1をまかなえてしまいます。

さらに、ゴボウには強力な抗酸化作用を持つフィトケミカル「クロロゲン酸」が含まれています。クロロゲン酸はポリフェノールの一種で、体を老化させる活性酸素を退治してくれる働きがあります。

皮をむいたゴボウを水にさらしておくと、水が紫めいた黒っぽい色に変色しますが、それはクロロゲン酸が水に溶け出したものです。ですから、**効果的にゴボウからクロロゲン酸を摂取するためには、調理する際にあまり長い時間、水にさらしてはいけません。**

また、元気な腸内細菌を育てて免疫力を高めるためには、できるならゴボウは泥つきの新鮮なものを使い、流水にてタワシで表面の泥と皮を軽くこそげるだけくらいの調理を考えたほうがいいでしょう。

ゴボウについては、ほかにも腸内細菌を育てるのに役立つ「オリゴ糖」や、疲労回復・精力増強などに効果のある「アルギニン」というアミノ酸の一種が含まれています。仕事疲れやストレス解消にもゴボウは効き目があるのです。

ゴボウは火を通すと抗酸化作用が高まるという研究結果もあるので、ベストはきんぴらごぼう。ゴボウが一度にたくさん食べられます。また肉豆腐や、おでんなどのごぼう巻き、ごぼうサラダなど、居酒屋メニューのいたるところにゴボウが顔を出します。腸を喜ばせるゴボウの効果をぜひ確認してみてください。

四季の〝旬〟から、腸が喜ぶつまみを考える

あらためて述べるまでもないことですが、すべての食材には基本的に「旬」というものがあります。たとえば暑い夏を乗り切るのに**必要な栄養素やミネラルが、その時期に旬を迎える食材にたっぷりと含まれているということです。**

現在は、温室や工場栽培、海外からの輸入などにより、食材の旬という概念が薄れつつあります。また、強烈な暑さの夏、季節外れの台風や水害、大雪など、極端な気候が続くせいで季節感も曖昧になりつつありますが、日本には四季があったことをもう一度思い出してみましょう。

日本人の体質と食生活は、長年に渡って四季に左右され、築き上げられたものですから、その道理に従って旬のものをしっかりと取り入れる食生活が大切なのです。四季の旬を考えてメニューを選ぶヒントを続けて説明していきます。

春は山菜でデトックス効果を得よう！

人間も冬眠する動物も、体の構造としてはほぼ同じです。寒さを乗り切るために秋から冬にかけて脂肪を多めに貯め込み、春になると新陳代謝が活発になって体内に溜まった脂肪や老廃物をどんどん体外に排出しようとします。これが人間をはじめとした生き物の生態です。

そんな私たちにとって、春に効果的な食材があります。それは山菜です。

春になるとふきのとう、タラの芽、わらび、せり、つくし、チンゲンサイ、芽キャベツなどが旬を迎えます。お正月明けにおかゆなどで食べる「春の七草」はほぼ山菜の集まりです。これらが昔から伝統的に食べられてきたということは、栄養学を知らないながらも意味があったからこそです。

山菜の多くは、食べるとほんのり苦味を感じます。これは「アルカロイド」という毒の一種です。たくさん食べると体に悪影響を及ぼしますが、ほんのちょっとだけその苦味を確かめるように食べると、冬向けになっていた貯蓄型の体を、春に向けて新たな活動を開始させるサインとなります。

山菜の植物性アルカロイドには利尿作用を高める効果があるので、重くなった体をすっきりと回復させてくれます。ただ繰り返しますが、基本的には毒の成分でもあるので、たくさん食べると舌がしびれたり、肝機能の低下につながります。ですから、**春にほんのちょっとだけ味わう。それが春向きに体質を変化させるスイッチとなります。**

メニューでいうと、わらびやゼンマイのおひたし、ふきのとうやタラの芽の天ぷら、チンゲンサイやたけのこの入った炒め物などが適しています。

夏の猛暑を乗り切るためのビタミンB群

日本の夏は湿度も高く暑いですが、最近は猛暑を超えた強烈な暑さが当たり前となりつつあります。ニュースでも熱中症による命の危険を呼びかけ、こまめな水分の補給を連日訴えていました。体に異常を来すほどの猛暑は地球温暖化が原因なのでしょうか。そのあたりは定かではありませんが、いずれにせよ、夏に向けた体調の管理にはこれまで以上に注意が必要です。

水分補給の大切さは第3章で詳しく説明しましたが、夏の暑さは脱水症状以外にもさまざ

ビタミンB群の種類と効果

栄養素名	効能
ビタミンB1	糖質の代謝を助ける。疲労回復を早める
ビタミンB2	脂質の代謝を助ける。皮膚や髪を健康に保つ
ビタミンB6	タンパク質の代謝を助ける。皮膚や髪、歯の成長に効果がある。中枢神経の働きを正常に保つ
ビタミンB12	神経細胞の修復を助ける。葉酸の働きを助け、疲労を取り除く。赤血球の成分を助けて悪性貧血を予防する
ナイアシン	糖質・脂質・タンパク質の代謝を助ける。アセトアルデヒドを分解して二日酔いを予防・緩和する
パントテン酸	糖質や脂質の代謝を助ける。ストレスへの抵抗力を高める。ビタミンCの働きを助ける
ビオチン	皮膚や髪を健康に保つ。アトピー性皮膚炎を緩和する
葉酸	胎児の先天性発育不全を予防する。赤血球の生成を助けて悪性貧血を予防する

ビタミンB群が含まれている食品

牛肉、豚肉、鶏肉、レバー類、卵、カツオ、シジミ、イワシ、マグロ、サンマ etc.

もやし、パプリカ、モロヘイヤ、ほうれん草、ニラ、ブロッコリー、唐辛子、ニンニク、パセリ etc.

エリンギ、まいたけ、ごま、大豆、えんどう豆、さつまいも、ピーナッツ、玄米、胚芽米、小麦全粒粉、ノリ、ワカメ etc.

まな体の不調を招きます。

たとえば夏バテや疲労です。夏は日照時間が長くなるため、体内時計によって早く目覚めがちですが、夜は暑さのために寝つきにくくなります。すると自然と睡眠不足となり、さらに日中に強烈な紫外線を浴びることによって、体が無意識のうちに疲労を蓄積しがちになります。また、室内や電車は強い冷房が効いていますから、外と内の温度差が激しくなり、自律神経を狂わせて代謝を乱します。

こうしたことから発生した疲れが免疫力を低下させ、夏バテや夏風邪などをひきやすくさせているのです。

こんなときに限って、キンキンに冷えたビールが飲みたくなるものです。のどごしの爽快感がたまらないのは、私もわかります。ただ、そのせいで急速に胃腸が冷えてしまい、消化のリズムが乱れて胃腸の吸収力に悪影響を与えます。

こうした疲労を取り除き、免疫力を高めるのに必要な栄養素が、ビタミンB群です。

ビタミンB群とは、数多くあるビタミンBの種類の総称です。主なものにビタミンB1、B2、B6、B12、ほかにもナイアシン、パントテン酸、ビオチン、コリン、葉酸など多数あります（前ページの図を参照）。

ビタミンB1は糖質の代謝を促し、精神の安定や抹消神経などを正常に保つ働きや疲労回復の効果があります。ビタミンB２には脂質の代謝を促す効果があり、皮膚や髪の育成、動脈硬化の予防などに効果があります。ビタミンB６も皮膚や髪、歯の成長に効果があり、さらにタンパク質の代謝を促します。ビタミンB12は神経細胞の修復を助けるほか、葉酸の働きを助けて抵抗力を高め、疲労を取り除く働きがあります。

このように、ビタミンB群はさまざまな働きがあり、免疫力も高めるので、夏の暑さに打ち勝つために大切な栄養素といえるのです。

ビタミンB１は豚肉のヒレや赤身、玄米、大豆などに、B２はレバーやうなぎ、卵、乳製品などに含まれています。ビタミンB６やB12はカツオやマグロなどの魚、レバーに、またB12は牡蠣などの貝類にも多く含まれます。

つまみで考えると、カツオのたたきやマグロの刺し身、豚肉やもやしなどの炒め物、牡蠣フライ、チーズなどがビタミンB群を摂取するのに適しています。暑い夏はビールや冷たい食べ物で体を冷やしがちですが免疫力を高めて疲れを吹き飛ばすメニューも選びましょう。

FOOD

秋は腸が「キノコ」を大好きになる季節

今は一年中手に入る食材となったキノコ類。これらは本当は秋から冬にかけて旬を迎える食材です。秋冬の乾燥した季節は、風邪やインフルエンザなどウイルス性の病気が毎年流行します。こうしたウイルスに負けない体をつくるためには、特にその季節に免疫力を高める必要があります。秋冬にかけての免疫力の向上にとても効果があるのは、キノコ類に含まれる「β－グルカン」という成分です。

キノコのβ－グルカンという成分は、自然界の中で最も免疫力を高める物質といわれており、腸内細菌や酵母、菌類、さらにはカビの細胞にまで存在しています。細菌と共存して今日まで過ごしてきた人間にとって、β－グルカンはとても威力を発揮し、活発に反応するようにできています。

β－グルカンが腸内に入ると、免疫細胞は外敵の侵入と判断して免疫力を著しく強めます。これがあらゆる風邪やインフルエンザウイルス、さらにはがん細胞にまで働きかけ、退治してくれるのです。

キノコには、しいたけ、ナメコ、えのき、しめじ、まいたけ、エリンギなどさまざまな種類がありますが、β－グルカンはすべてに含まれています。ですから、好き嫌いが多少あったとしても別のキノコを食べれば問題ありません。キノコ類は鍋物や炊き込みご飯、炒め物など、宴席に出てきやすい食材です。また秋になったらちょっと贅沢に松茸などを味わってみるのもいいでしょう。なお、はなびらたけは抗がん食材として注目されています。

キノコは、糖質や脂質の分解に有効なビタミンB群、食物繊維、軟骨などの成分となるコンドロイチンなどが含まれている、栄養素の宝庫です。メニューにキノコを見かけたら、ぜひ注文すべきでしょう。

また、お酒を飲んだ後になめこ汁などを飲むと、すっきりとして気持ちが落ち着きます。味噌は発酵食品ですから、それだけで効果大です。キノコの食物繊維は水溶性なので、なるべく汁もしっかり飲んだほうが、栄養を逃さず腸に送ることができます。

年末年始の腸の宴会疲れを癒やす「鍋の力」

冬の飲み会といえば、宴席に鍋ものが並ぶことが多いはずです。外の寒さを体の芯から温めてくれる。それが鍋のおいしいところです。

私は講演などで「何を食べているのか」と聞かれると、いつも「鍋」と答えます。鍋ものは冬の定番メニューですが、わが家では夏でも鍋ものを食べています。鍋ものはまずつくるのが簡単ですし、野菜や豆腐、肉類、魚類など、材料やスープを変えることによっていろいろな味を楽しめます。

鍋ものをオススメする一番のメリットは、いろいろな野菜や肉、魚などのタンパク質類

を一緒に取ることができるところです。煮た野菜は、生野菜に比べてたくさん食べられます。**水溶性の食物繊維がスープの中に溶け込んでいますし、豆腐やキノコ、ゴボウなど、ここまでオススメしたすべてのものが一度に摂取できます。**

こんなに栄養素の豊富で、免疫力を高めてくれる食物はほかにはないでしょう。鍋は〝長寿食〟なのです。ビールやお酒も進むはずです。

生野菜をいっぱい食べることは大変ですが、同じ分量でも煮込んでしまえばほんの少量となります。また細胞壁が柔らかくなっていて細胞を噛みつぶしやすくなるので、無駄なく植物由来のフィトケミカル（192ページ参照）を摂取できるのです。

鍋ものの種類もいろいろです。寄せ鍋のように塩系の鍋もいいですが、味噌鍋やキムチ鍋など、発酵食品を入れれば、乳酸菌をしっかりと取れて、免疫力をさらにアップすることができます。

ちなみに**わが家でよく食べるのは「豆乳鍋」です。豆乳は大豆が原料ですから、大豆の持つ栄養素をスープとしてしっかり摂取できます。**

大豆に含まれるイソフラボンというフィトケミカルは、腸内細菌によって「エクオール」という成分に変化することが確認されています。エクオールは骨粗しょう症などを防止する効果があるほか、女性にとっては更年期障害や美肌効果、男性にとっては前立腺がんを防ぐ効果があるといわれています。

ただし、みんながみんなエクオールをつくり出す腸内細菌を持っているとは限らないのが欠点で、持っている人は50％以下ともされています。ただイソフラボン自体の抗酸化作用や生活習慣病の予防といった効果には揺るぎがありませんので、エクオールはおまけみたいなものだと考えてください。

また、鍋もののたれは紅葉おろしや柚子胡椒、ごまだれなどいろいろな味つけが可能です。**ねぎやしょうが、大根おろしなどの薬味には、さまざまな解毒作用を持った栄養素が含まれていますから、腸内の不要な雑菌を取り除いてくれる効果があります。**

私が夏に鍋ものを食べる理由は、屋外との気温差を縮めるためでもあります。夏は冷房を使いますから、無意識のうちに体内まで冷え切ってしまいます。家の中と外を行き来するたびにいちいち体温を調節し、汗をかかせたり止めたりしなければなりませんから、自律神経も次第に弱り、体調不良になりがちです。**鍋ものを食べると体の芯から温まります。この作用が疲労の溜まりやすい夏に自律神経を整える効果をもたらします。**

鍋もので注意したいのは、塩分の取り過ぎです。

味つけのためについ塩をたくさん入れてしまったり、ずっと煮込んで放っておいたために煮詰まり、塩分濃度が高くなることがあります。**生活習慣病対策としては、塩分の取り過ぎは禁物です。**なるべく野菜などを多く取り、しめの雑炊などは控えめに食べておくにとどめましょう。塩分を特に控えたいときには、水炊きやしゃぶしゃぶなどをポン酢醤油で食べるのがオススメです。

鍋の春菊は超強力な野菜！

こうした鍋ものによく入っている野菜のひとつに春菊があります。菊の葉に似た少々苦味やクセのある緑黄色野菜です。生で食べるのは大変ですが、鍋もので煮込んであるととても食べやすくなります。

この春菊をただの「葉っぱ」だと侮らないでください。春菊は、カロテン、鉄分、カルシウムなどを含み、**活性酸素を取り除く抗酸化作用のとても強い野菜です。しかも高血圧の予防やうつ、イライラなどの解消、さらに疲労回復などあらゆる面で人体に有効なものすごい野菜なのです。**

春菊にはビタミンB群のひとつである「葉酸」が豊富に含まれています。葉酸は細胞や赤血球などをつくる働きがあります。

春菊の苦味は「ペリルアルデヒド」という成分で、胃液の分泌を促し、食欲を高め、胃を整える作用や抗菌作用、防腐作用があります。また、「β－カロテン」の量は100gに4500μg含まれていて、ほうれん草や小松菜よりもはるかに多く、火を通すとさらに1000μg増えることがわかっています。さらに「α－ピネン」という栄養素は、香り成分で、ストレス解消やリラックス効果が期待できます。

また、春菊に含まれている緑色の「クロロフィル」という成分は、コレステロール値を下げ、心筋梗塞や脳梗塞などの原因となる血栓を予防する働きがあります。さらに、**春菊の抗菌作用や解毒作用は肝臓の働きを助けるので、お酒を飲みすぎた後に効果を発揮します。**

宴会の席で鍋ものの具材として春菊が入っているのを見つけたら、すかさず箸を伸ばすといいでしょう。

シメの「ラーメン」は腸にいいの？　悪いの？

お酒をいっぱい飲んだ後、どうしても気持ちが向いてしまうのは、「シメのラーメン」です。どこか空腹感があったり、気分的に「ここで終わり」という区切りをつけたくなったときに思い浮かびます。

まずそもそも、どうしてお酒を飲んだ後にラーメンを食べたくなるのか。それにはしっかりとした理由があります。

お酒を飲んでいる間、肝臓は体内に入ってくるアルコールを分解しています。その際、肝臓は体内の糖分を消費しながら肝臓を働かせます。つまり、お酒を飲むほど糖分が失われていくのです。そこで血糖値が下がっていくため、空腹感が高まっていきます。

また、アルコールを100ミリリットル摂取すると120ミリリットルの水分が尿となって排出され、脱水症状になっていくことは前にも説明しましたが、尿と一緒に塩分も排出されるため、塩分不足にもなります。

つまり、**糖分、水分、塩分がすべて減少してしまうため、空腹感がつのり、食べ物や飲み物を求めるようになります。**そんなときに、目の前にラーメン屋の看板があったら、心が揺らいでしまうのは実に当たり前の行動です。

しかし、ラーメンは塩分が高く、また背脂系が流行るように脂肪分がたっぷりと入っています。これをスープまで平らげてしまったら、それは太ってしまうのも当然です。ただし、もし血糖値を上手にコントロールできるなら、たまのラーメンくらいなら楽しんでもいいかもしれません。そのことについて続けてお話ししましょう。

まずは血糖値についてです。人は食後に血糖値が上がります。それは体のしくみとして仕方のないことです。ただ、食後に急激に血糖値が上昇すると、血管を傷つけて血栓ができ、心筋梗塞や脳梗塞などを引き起こしかねません。この血糖値が跳ね上がる瞬間のことを「血糖値スパイク」といいます。

血糖値が上がる原因となるのは主に炭水化物です。血糖値の跳ね上げ方は**「GI(グリセミック・インデックス)値」**という数値で計測することができます。

血糖値を跳ね上げやすいGI値の高い食品にはフランスパンや食パン、うどん、白米、餅などが挙げられます。一方、GI値の低い食品は春雨がずば抜けて低く、ほかにそば、雑穀、玄米などがあります。189ページの図の中にあるように、実は、ラーメンは意外にもGI値が50程度と低いのです。

そしてもうひとつカギとなるのが、ビタミンB群のところでも紹介したビタミンB1(178ページ参照)。ビタミンB1は糖質の分解に効果がありました。

これらの情報を組み合わせると、「シメ」の仕方が浮かび上がってきませんか?

つまり、**ラーメンの糖質を分解しやすいように(腸が吸収しやすいように)、ビタミン**

B1を含んだ大豆のメニュー、たとえば枝豆や冷や奴、納豆などの食材を、つまみとしてしっかり補充しておくのです。こうすることで、食後のラーメンも少しくらいなら食べることが可能になるのです。腸も喜ぶでしょう。

結論として大豆のつまみを食べておくこと、できれば醤油ラーメン、塩ラーメンなどのあっさりしたものを選ぶこと、そして、できればスープを全部飲み干してしまわないように注意が必要です。飲み物が欲しいならお水をたっぷりと飲みましょう。

ちなみに、次ページの図からもわかるとおり、同じ麺類でも、うどんは高ＧＩ食品に分類されていますから、「シメのうどん」は不適切です。

また翌日の朝は、前日の夜に控えめにしたとしても脂肪をある程度、摂取しているはずですから、なるべく玄米ご飯に海藻類やキノコ類の味噌汁、ノリや卵、といった和風の軽めの朝食にしておけば、思ったほど前夜の「シメのラーメン」の影響は避けられるはずです。

とはいえ、血糖値がもともと高い人は、はじめから「シメのラーメン」のことは考えないで、飲んだらすぐに帰宅したほうが無難ですね。

食品別のGI値の比較

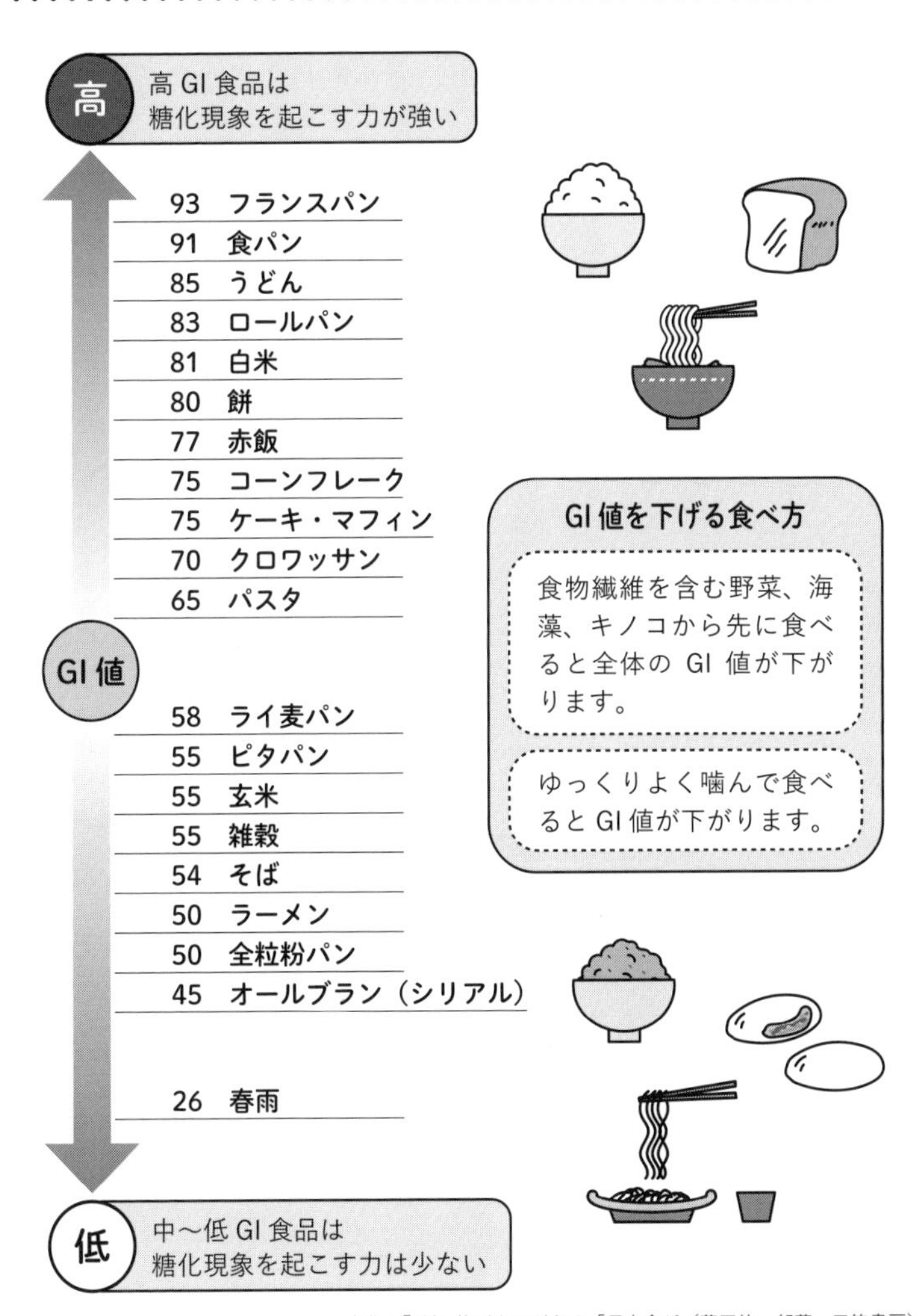

出典:『図解 体がよみがえる「長寿食」』(藤田紘一郎著、三笠書房)

第4章
POINT

- お酒で太るのはつまみを多く食べすぎるのも要因。つまみは考えて選ぶ。
- お酒とつまみは選び方と順番が大切。食前、食事中にそのことを意識する。
- 飲酒前には、キャベツ（酢キャベツ）、玉ねぎ、チーズ、ナッツなどが有効。
- 食事中はまず食物繊維、酢の物を食べる。次に焼き鳥などタンパク質を食べる。
- キャベツはダイエットに効果的。「酢キャベツ」にするとさらに効果は高まる。
- 鶏肉など良質な動物性タンパク質と野菜を一緒に食べる。
- 大豆は食物繊維やビタミンなどが豊富。大豆タンパク質にはダイエット効果も。
- 納豆などネバネバした食材は有効。ナットウキナーゼは血栓を溶かす作用あり。
- 納豆、味噌、酢、ヨーグルトなど発酵食品は乳酸菌を含み腸内環境を良くする。
- 海藻は食物繊維やミネラルが豊富。マグロの赤身はセロトニン生成の栄養素が多い。
- 青魚はDHA、EPAが豊富。多くの栄養を持つゴボウやキノコに注目。
- つまみは栄養素たっぷりの旬の物を選ぶ。いろいろ入った鍋ものがオススメ。
- シメのラーメンを食べるなら、ビタミンB群を含む大豆を食べておく。

第5章

「腸」がもっと喜ぶ最高の食事

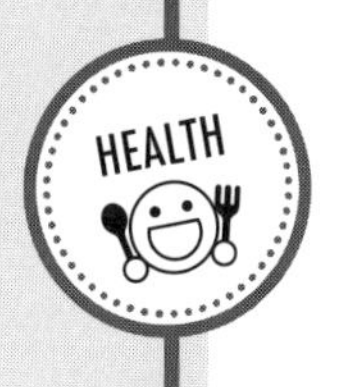

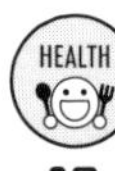

腸にやさしいフィトケミカルを、旬の野菜から摂取する

第5章では、第4章で紹介できなかった野菜や果実、肉、料理に使う調味料や油、栄養素などについて解説していきたいと思います。また、糖質制限で話題の炭水化物についても説明します。腸が喜ぶ食事についてもっと知っていただければと思います。そうすればお酒をもっと楽しく健康的に飲むことができるはずです。

つまみの章（第4章）で旬の食材について紹介しましたが、**旬のものは活性酸素を減らし、体の酸化対策つまり老化対策になります。**旬の魚が栄養たっぷりの動物性の油を持っているのと同様、旬の野菜にも、夏なら夏の暑さをしのいで自分自身を守るための力となる栄養素を溜め込んでいます。

植物は二酸化炭素を吸収して酸素を発生しますが、その際に酸素が活性酸素に変質してしまう現象を起こすことがあります。それを防ぐために、**植物自身が自らの組織を守るための抗酸化物質として「フィトケミカル」という物質をつくり出しています。それをおすそ分けしてもらうのが、旬の野菜を旬の時期に食べるという意味です。**

今では一年中手に入る野菜ですが、ハウス産や工場産ではなく自然の露地栽培の野菜は、フィトケミカルの量がとても多いです。ですので、季節を思い出して、野菜を食することがとても大切です。

フィトケミカルは、植物の色素や香り、苦味、辛味など、野菜の特徴が強く出ている部分に含まれます。色が濃い、味が濃い、強い香りなどはまさにフィトケミカルそのもの。細かく分類すると、フィトケミカルだけで1万種類以上あるとされており、まだ未発見のフィトケミカルがあるといわれています。

代表的なものとして、トマトなどに含まれる「リコピン」、唐辛子などの「カプサイシン」、玉ねぎなどに含まれる「フラボノイド」、ほうれん草などに多い「クロロフィル」、ブルーベリーなどにある「アントシアニン」、緑茶の「カテキン」などがあります。テレビや雑誌など、どこかで聞いたことのある栄養素がひとつはあるはずです。

フィトケミカルには、長期的に有効なものと即効性がある短期的なものの2種類がありま す。おおよそ野菜の色などによって赤、橙、黄色、緑、紫、黒、白の〝7色〟に大別できます。食卓に彩り豊富な野菜料理が並んでいれば、フィトケミカルをバランス良くたくさん摂取していると考えて間違いないでしょう。

７色の野菜・果物とその効果

色	成分	主な効果	多く含まれる食品
赤	リコピン	がん予防、動脈硬化予防、紫外線対策、アレルギー対策	トマト、スイカ、金時人参、柿
	カプサイシン	がん予防、動脈硬化予防、善玉コレステロールの増加	パプリカ、唐辛子、赤ピーマン
橙	プロビタミンＡ	がん予防、抗酸化作用、コレステロール調整	かぼちゃ、人参、みかん、ほうれん草
	ゼアキサンチン	加齢による視力低下予防、がん予防	パパイア、マンゴー、ブロッコリー、ほうれん草
黄	フラボノイド	抗酸化作用、高血圧予防、血管壁強化	玉ねき、ほうれん草、イチョウ葉、パセリ、レモン、柑橘類
	ルテイン	加齢による視力低下予防、がん予防、動脈硬化予防、肺機能の向上	とうもろこし、かぼちゃ、ブロッコリー、マリーゴールド
緑	クロロフィル	がん予防、抗酸化作用、コレステロール調整、消臭・殺菌作用	大麦若葉、ほうれん草、モロヘイヤ、ブロッコリー
紫	アントシアニン	加齢による視力低下予防、高血圧予防、肝機能の保護	ブルーベリー、ナス、紫いも、赤しそ、紫キャベツ
黒	クロロゲン酸	がん予防、血圧調整、血糖調整、ダイエット効果	ゴボウ、ヤーコン、じゃがいも、バナナ、ナス、ナシ
	カテキン	がん予防、コレステロール調整、ダイエット効果	緑茶、柿、ワイン
白	イソチオシアネート	がん予防、抗酸化作用、ピロリ菌対策、コレステロール調整、血液さらさら効果	キャベツ、大根、わさび、ブロッコリー、菜の花などアブラナ科の野菜
	硫化アリル	がん予防、抗菌効果、抗酸化作用、高血圧予防、血液さらさら効果	ねぎ、玉ねぎ、ニンニク、ニラ

出展：『病気にならない魔法の７色野菜』（中村丁次（監）、法研）

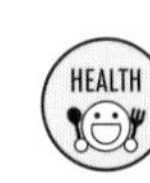

最強のがん予防食材はニンニクだ！

がんは多くの人に関わっている病気ですが、遺伝子性のがんよりも圧倒的に生活習慣に由来するがんが多く確認されています。タバコを吸いすぎて肺がんになる、日焼けで皮膚がんになる、お酒の飲み過ぎで肝臓がんになる、などいろいろいわれますが、必ずしもそれらが原因ともかぎりません。たとえばタバコを吸わない人でも肺がんになることがあるからです。**ただし一番の原因が生活習慣であることはわかっています。特にストレスと食生活が大きく関わっていると私は考えます。**

アメリカの国立がん研究所が、がん抑制効果のある野菜を調査研究したものによると、がん予防の食材で最も効果があるとされたのは、何とニンニクでした。

ニンニクは、すりおろしたり切ったりすることによって「アリシン」という成分を発生させます。アリシンには殺菌作用があり、腸内の悪玉菌を抑える整腸作用があり、新陳代謝アップや体の疲労回復の効果があるとされています。

ニンニクの匂いは好き好きですが、人によってはラーメン、パスタ、炒め物などにたっぷりとニンニクを入れるのが好きな方も多いはずです。お隣の韓国では直接かじったりすることもあるそうです。

しかし、**アリシンの持つ殺菌作用はとても強く、あまりたくさん食べると善玉菌まで殺し、腸の機能が低下し、強烈な腹痛を起こすことがわかっています。**最近話題となった話で、ラーメンに山盛りのすりおろしニンニクを入れて食べたところ、その夜に激しい腹痛を起こし、救急車で運ばれたということがありました。何事も調子に乗って限度を考えずに実行するのは問題があります。

ニンニクで腹痛を起こしたときには、ビフィズス菌などを摂取すると効果がありますが、ヨーグルトなどの牛乳成分を分解する際に腸内細菌が使われるので、さらに下痢を誘発するという可能性も高いです。ですので、うかつに家で何とかしようとはせずに専門医にかかったほうが良いでしょう。

ニンニクの適正な量は、1日4グラム程度。ニンニクの1片で十分です。それ以上は控えてください。

ちなみに、前述のアメリカでの研究によると、キャベツ、大豆、しょうがにもがん抑制の効果があるとされています。やはりキャベツが腸内細菌を育てるために必要な野菜であることが、このことからもわかります。

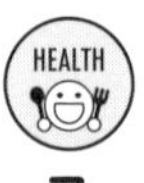

ストレスを抑える赤パプリカの「ビタミンC」の力

ストレスが高まると、心筋梗塞やうつ、糖尿病などさまざまな病気につながることは再三申し上げていますが、その**ストレス解消にとても効果のある栄養素があります。それが「ビタミンC」です。**

まずは**ストレスを防ぐ作用のある、〝ストレスホルモン〟とも呼ばれる「コルチゾール」**について説明します。

コルチゾールは、副腎皮質から分泌されるホルモンです。ストレスを受けると、脳の視床下部から下垂体を経て副腎皮質に刺激が伝わり、ストレスを抑えるためにコルチゾールが分泌されます。**コルチゾールは体内の血糖値を一時的に増やす効果があり、それによってストレスを軽減させる働きがあります。**人は緊張すると、そのストレスを抑えようとコルチゾールが大量に分泌されることがわかっています。

ただし、ストレスの連続でコルチゾールが過剰に分泌され続けると、脳の海馬を萎縮させたり、うつ病の原因になったりします。これが過度のストレスによってうつ病を引き起こす原因のひとつです。

一方で、**ストレスを克服し、気分を良くしようとする別のホルモンも分泌されます。それが「ドーパミン」で〝幸せホルモン〟ともいわれるものです。**

「マグロを食べると幸せになる」と第4章で述べましたが、集中力を高めたり、やる気が出て仕事や勉強、遊びなどのパフォーマンスが高まる快楽系のホルモンです。ご褒美をもらうときの喜びに似ているので、この神経伝達回路を「報酬回路」とも呼びます。

ちなみにドーパミンが出過ぎると、今度はドーパミンの依存症となり、ギャンブルを止められない、ネット依存症、アルコール中毒などの悪影響を及ぼすことがあるため、それを抑えるために、心を落ち着ける「セロトニン」という物質が分泌されます。

このように多様なホルモンがいろいろな条件によって分泌されることによって、体と心のバランスが取れているわけです。

このコルチゾールやドーパミンの生成にかかわる副腎に必要な栄養素が「ビタミンC」になります。ビタミンCといえばレモンを思い浮かべるはずです。確かにレモンにはビタミンCが豊富に含まれていますが、なかなかレモンにかぶりつくというわけにもいかないでしょう。

それよりももっと有効で食べやすい食材があります。それが赤パプリカです。

赤パプリカに含まれるビタミンCは、同分量のレモンのおよそ1・7倍。生でも食べることができて、しかもレモンのように顔をしかめるほど酸っぱくはありません。ビタミンCは熱に弱く水にも溶け出しやすいのですが、**赤パプリカは肉厚なので、加熱しても火がとおりづらくビタミンCが壊れにくい**という特徴があります。

気持ちを落ち着け、集中力を高めるのには、赤パプリカがオススメです。なるべくスライスして生でサラダなどにして食べるのがベストです。

ほかにビタミンCが豊富な野菜としては、黄パプリカ、ケール（青汁）、芽キャベツ、ゴーヤ、パセリなどが挙げられます。

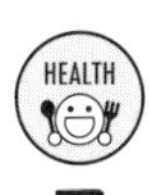

アボカドは腸が若返る「畑の宝物」

健康的な生活を送るには、いつまでも若々しさを維持していこうという気持ちと取り組みが必要です。ここまでも、抗酸化作用による老化を避ける食生活のススメを綴ってきました。

若々しさを保つためには、腸内を若く保ち、健全で美しい腸内フローラを育て続けることが重要です。それによって免疫力が高まり、アンチエイジングが達成できます。

いくら見た目だけを何とかしようとしても、体の中から美しく変わらなければ老化を免れたことにはならないのです。

アンチエイジングにとっておきの食材があります。それは「畑のバター」と呼ばれるア

ボカドです。

その通称のように、アボカドは果実にしては脂質がとても多く、1個で260キロカロリーもあるとても栄養価の高い食べ物です。ただカロリー数だけなら、アボカドを敬遠する人もいるかも知れません。しかし、その成分を見てみるとなかなかあなどれません。

まずアボカドには、とても強い抗酸化作用のあるビタミンEが豊富に含まれています。そしてビタミンCも多く含まれていて、万病の元であるストレスを取り除く効果があるほか、細胞をつなぎ合わせるタンパク質の一種であるコラーゲンをつくるのに欠かせません。

ちなみに、食べ物でよく「コラーゲン入り」をうたっているものがありますが、コラーゲンは体内でつくり出されるものであり、外部から食事として摂取しても、所詮はただのタンパク質ですから普通に消化されて終わりです。もちろん肌に塗っても意味はありません。肌が一瞬潤っただけで、若返ってはいません。

アボカドはこのほか、DNAなどの核酸をつくるのに必要なビタミンB群の葉酸、むくみを解消するカリウムやマグネシウム、骨の生成に必要なカルシウム、貧血などを予防する鉄や亜鉛などのミネラルもたっぷり含んでいます。さらにオレイン酸やリノール酸などの不飽和脂肪酸も豊富で、悪玉コレステロールを退治する作用があるので、血液もサラサラです。

アボカドは美容効果だけでなく、動脈硬化や高血圧などの生活習慣病を予防することもできるわけです。もちろん食物繊維もたっぷりと含まれています。むしろ、アボカドを避けて食生活を送ることのほうが考えられないくらいです。

もはや畑のバターを超えた「畑の宝物」といってもいいでしょう。若さを維持したいならぜひアボカドに注目してください。

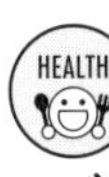

ブドウ園やリンゴ園を営む人が長生きする理由

調査年度によって多少の変動はあるものの、長野県は平均寿命が男女とも長く、「長寿の県」として知られています。以前テレビで見たことがあるのですが、長野県では塩分濃度を意識して味噌汁をつくることが多いのだそうです。県を上げて減塩対策をしているのですから、高血圧の心配はないかもしれません。

この長寿の県の秘密について、順天堂大学で加齢制御医学を研究する白澤卓二教授が、長野県の高山村の住民を対象に研究されています。この村は、ブドウ園やリンゴ園を経営する農家が多くあります。

この調査の結果、一番の結果を出したのはリンゴ園で働く女性でした。また男性ではブドウ園の農家の方がトップだったそうです。田舎で暮らし、ストレスもあまり多くはないでしょうから、長寿に適した良い環境で暮らしているのは間違いありません。また、地元の人たちは、基本的に地産地消の健康的な食生活を送っているとのことです。

そこで私は思いました。ブドウやリンゴの効果がこの土地の長寿の人たちに現れているのではないかと。

ブドウには、抗酸化作用を持つポリフェノールが含まれていますが、その一種である「レスベラトロール」という強い抗酸化作用のある物質には、遺伝子レベルに働きかけ、長寿遺伝子の作用を高める機能があるといわれています。

高山村のみなさんが長寿なのはそのおかげなのではないでしょうか。このレスベラトロールは、ブドウの皮に多く含まれているほか、ピーナッツの表面をおおう茶色い薄皮にも含まれます。

同様にリンゴも、強い抗酸化作用を持つ果物です。イギリスのウェールズのことわざで“An apple a day keeps the doctor away”（1日1個のリンゴは医者を遠ざける）という言葉があるぐらいです。

リンゴにはビタミンCはもちろん、ビタミンBの一種であるナイアシン、食物繊維で善玉コレステロールを増やすペクチン、さらにカリウム、マグネシウム、リンなどの栄養素が含まれています。皮にはポリフェノールもたっぷりあります。

またリンゴ特有の栄養素として、フィトケミカルの一種である「ケルセチン」が含まれています。ケルセチンは黄色の色素となるフィトケミカルで、リンゴのほか玉ねぎ、サニーレタス、ブロッコリー、モロヘイヤなどにも含まれています。

ケルセチンは、多くの抗酸化物質の中でも特に強い作用を持っており、がんのほか糖尿病、動脈硬化など多くの生活習慣病の予防に有効です。

ケルセチンは油との親和性があり、油と一緒に取ると吸収率が高まるという研究結果もあります。リンゴに油は難しいですが、ヨーグルトなどの乳製品を一緒に食べたり、ケルセチンを含む玉ねぎやブロッコリーなら、オリーブオイルや肉類と一緒に食べられるので、効率良く体内に吸収されるでしょう。

こうした理由から、長野県の長寿は維持されているのではないでしょうか。

HEALTH 栄養たっぷりでがんにも有効な、バナナの驚くべき効果！

マラソンや自転車のロードレースの選手は、練習中にエネルギー補給のためにバナナをよく食べます。これは、**バナナにはエネルギーになりやすい栄養素がたくさん詰まっている**からです。もぐもぐとした食べごたえも、小腹の空いたときに有効です

バナナの成分を見ると、ちょっと意外な面が見えてきます。まず果物なのに炭水化物が多いこと。１００ｇ中（以下同）に22・５ｍｇあり、リンゴやみかんとは倍程度の差があります。また、カリウムが３６０ｍｇ、ほかにマグネシウムが32ｍｇ、リンが27ｍｇ、ビタミンＢ６が０・３８ｍｇ、パントテン酸が０・４４ｍｇとなっています。またバナナは食物繊維も多く含みます。

「パントテン酸」は、糖質や脂質などの代謝を助ける役割があり、コレステロールやホルモンを増やし、免疫力を高める効果があります。いろいろなものにパントテン酸は含まれていますが、特にレバーや納豆、魚介類、肉類、卵などにも豊富です。また、カリウムは細胞の浸透圧の調節や酵素のバランス調節、神経伝達ホルモンの調節などさまざまな機能を持っています。マグネシウムやリン、銅などミネラル分も豊富で、**バナナはそれ1本で朝ごはん並みの栄養素が取れる、絶好の食べ物なのです。**

しかもバナナはがんの予防にも効果を発揮します。免疫細胞のマクロファージはがんを見つけると腫瘍壊死因子（ＴＮＦ）という物質を分泌し、がんを倒そうとします。その**がんを**

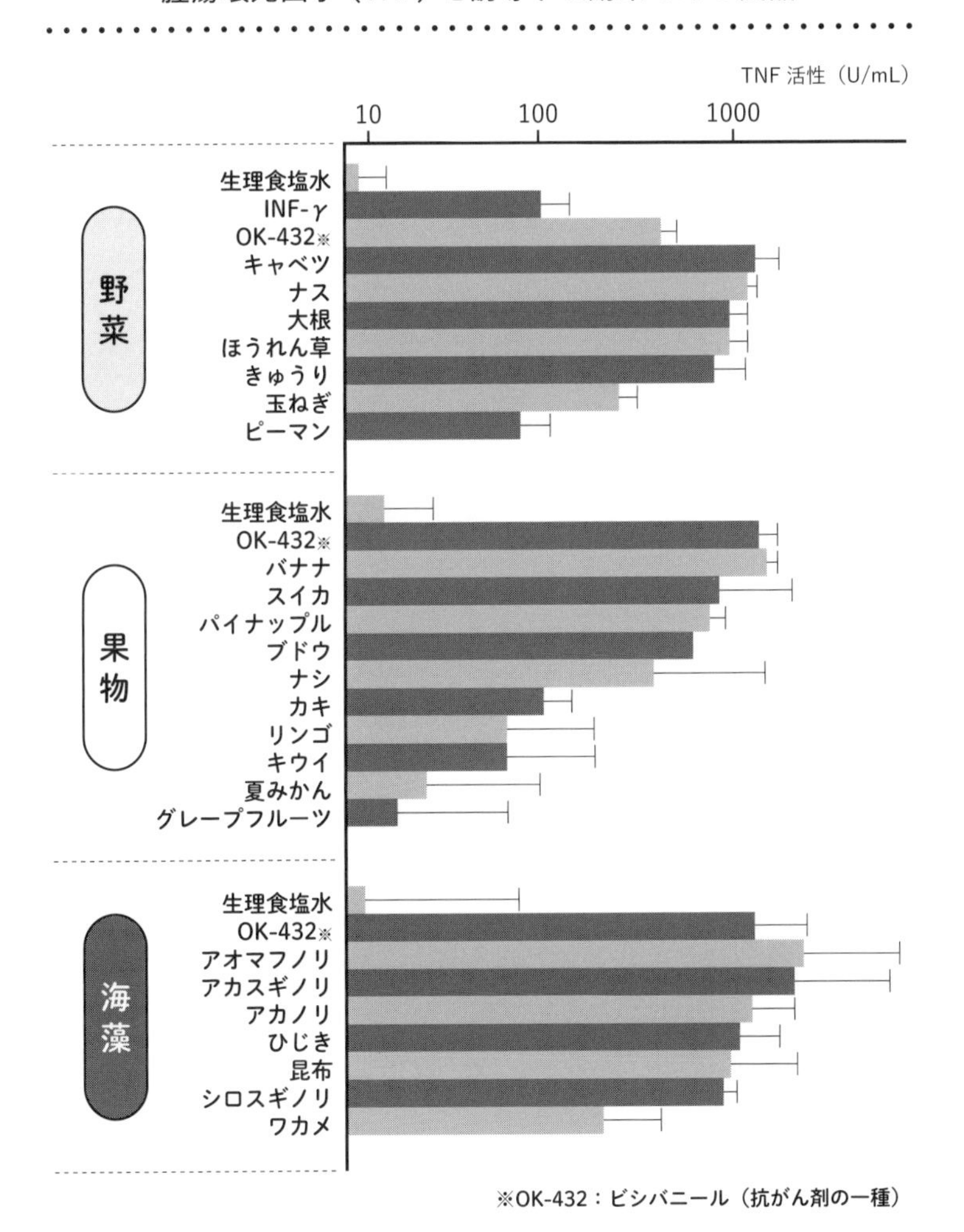
腫瘍壊死因子（TNF）を誘導する効果のある食品
TNF活性（U/mL）
10
100
1000
野菜
生理食塩水
INF-γ
OK-432※
キャベツ
ナス
大根
ほうれん草
きゅうり
玉ねぎ
ピーマン
果物
生理食塩水
OK-432※
バナナ
スイカ
パイナップル
ブドウ
ナシ
カキ
リンゴ
キウイ
夏みかん
グレープフルーツ
海藻
生理食塩水
OK-432※
アオマフノリ
アカスギノリ
アカノリ
ひじき
昆布
シロスギノリ
ワカメ
※OK-432：ピシバニール（抗がん剤の一種）

倒すＴＮＦの分泌量を高める働きがバナナにはあります。ほかにスイカ、パイナップル、ブドウ、ナシと続きます。

野菜ではキャベツ、ナス、大根など、海藻ではノリ、ひじき、昆布などにも含まれます。これまでも別の理由からキャベツやノリなどを推奨してきましたが、キャベツやノリはこのＴＮＦの分泌にも関係しているわけです。

バナナは、抗がん剤のインターフェロンにも劣らない効果があるとさえいわれるほど、自然の中にある健康食品の代表なのです。

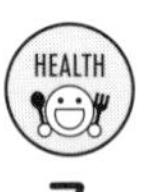

スイカはまさに真夏のビタミン剤

近年、夏の暑さが強烈になっています。暑さ対策を疎かにしていると、家の中でさえ熱中症で倒れてしまうことがあります。夏の風物詩である高校野球でさえ、もう例年のような開催期間では危ういのではないか、ナイターを導入したほうがいいのではないか、などといわれるようになりました。もはや、夏を超越した新しい季節なのかもしれません。

さて、夏になると思い出すのがスイカです。みずみずしい果実は水分たっぷりで、私たちの喉を潤してくれます。

スイカはウリ科で、厳密にいえば果実ではなく野菜に分類されます。スイカはきゅうりの仲間で9割が水分でできています。アメリカでは「きゅうり水（キューカンバー・ウォーター）」が夏の疲れをとる飲み物として知られているのですが、スイカも同様で、**豊富に含まれるカリウムには、利尿作用があります。**みずみずしい食べ物でありながら利尿作用があるので、夏につい過剰に取りすぎ体をむくませる体内の水を排出する働きがあります。

スイカの赤い色は**トマトにも含まれる「リコピン」というフィトケミカルで、強い抗酸化作用があるため、体の老化を防ぎ、肌を若々しくし、がんなどの病気を防ぐ効果を持っています。**また、「シトルリン」という成分は、血管を拡張し、血流量を増やし、バテやすい夏の暑さにも負けない力強さを生み出してくれます。ちなみにシトルリンは男性作用を高めるバイアグラと主成分がほぼ同じため、同様の効果も期待できます。

「旬のものは旬に食べるのが一番」という言葉を代表するように、夏を乗り越えるために最適な果物がスイカというわけです。

唐辛子のカプサイシンで「中性脂肪」を減らそう！

年齢を経ると、どうしてもお腹ぽっこりの「中年太り」になりがちです。

「新入社員の頃は、今より15キロも痩せていて、結構モテていたのに……」と嘆く男女は少なくありません。その原因は脂肪がたっぷりと体に乗っかっているからです。

脂肪には「皮下脂肪」と「内臓脂肪」があります。皮下脂肪は見た目にもすぐにわかります。一方、内臓脂肪については、お腹ポッコリの人はいうに及ばずですが、見た目にスマートに見えても、実は腹膜内の内臓周りにびっしりと脂肪が詰まっていることがあります。脂肪肝などはその典型です。

だったら運動すればいいじゃないか。1カ月で5キロ減らそう！

いうは易しですが、1キロの脂肪を減らすには7000キロカロリーを減らす必要があるとされています。しかし、早めのジョギングを1時間走っても消費カロリーは約500キロカロリー程度です。さらに、体を維持するためには1日の食事で2000~3000キロカロリーを摂取しなければなりません。いきなり運動し、ぜいぜいと息が上がったところで、ほとんど効果なしです。

むしろ、**激しい運動をすると荒い呼吸のせいで活性酸素が増えてしまいます。また辛い運動をすると、それだけでストレスとなり**、本書の目指す「ストレスフリー」の健康維持とは真逆の結果を生んでしまうでしょう。突然思い出したように運動をしたところで、意味はないと考えてください。

ただし、継続的に軽めの運動を続けると、カロリーを消費しやすい体になるのは事実です。毎日の運動によって全身の怠けていた細胞が目覚めて「運動向きの細胞」になるため、消費カロリーがアップします。また、人間が生きるための活動として行っている毎日の基礎代謝の数値も上がります。

また継続的な運動によって筋力がアップするので、一番太い大腿四頭筋という太腿の筋肉や背筋など、大きな筋肉に筋力がつくことにより、ますます消費カロリーが大きくなるのです。足腰が弱ると極端に衰えて見た目にも実年齢より上に見られることになってしまいがちです。適度な運動を継続的に続けることで、やせやすい、すなわち中性脂肪を減らしやすい体質に改善することができるのです。

こうした運動と同様に、食事でも中性脂肪を減らす食材があります。それが唐辛子です。**赤唐辛子の「カプサイシン」や、辛くない唐辛子の「カプシエイト」などには、脂肪の燃焼率を高めて肥満を防ぐ作用があります。**マウスによる実験では、カプサイシンを与えた直後のマウスは、通常の状態に比べて基礎代謝が約20％アップしました。また、**カプサイシン自体に食欲を抑制する作用があるので、食べすぎることも減ります。**

ただし、カプサイシン自体でやせるのではなく、カプサイシンによって代謝が高まり脂肪を燃焼しやすい体になるということなので誤解のないように。むしろ唐辛子を一度にたくさん食べると刺激が強すぎて胃腸を荒らし、腸内細菌を殺すことになりますし、辛味のせいで粘膜を痛めるため、痔などに悩まされることにもなりかねません。

最近は、辛いもの大好きという人が増えて「激辛ブーム」も起きていますが、あまり無理なチャレンジはしないように気をつけてください。辛過ぎて味がわからない、というのでは本末転倒です。辛味はほどほどにして食事を楽しむことを優先させたほうが、健康的に脂肪の燃焼率を高めることができるはずです。

唐辛子といえば辛い、辛いといえばカレーライス。カレーライスには多様なスパイスがたくさん使われています。**スパイスには、活性酸素を取り除く力を持ったものが多くあります。**

本格的なカレーをつくるなら、たとえばシナモン、チリペッパー（赤唐辛子）、ターメリック、さらにクローブ、ナツメグ、クミン、カルダモン、コショウなどが混ぜられた「ガラムマサラ」というミックススパイスが使われます。また、カイエンペッパー、ニンニク、しょうが、ナツメグ、サフラン、パプリカなどあらゆる香辛料を混ぜ合わせたミックススパイスもあります。カレーには軽く20種ぐらいのスパイスが使用されているのです。こうしたスパイスの中には古くから漢方薬として使われて来たものも多数あります。

このほか、中華料理、イタリア料理、スペイン料理など、各地域で独特のスパイスを使った料理が発達しています。

香りも豊かで舌にもさまざまな味わいと刺激を与えるスパイスは、活性酸素を取り除き、老化を防ぐ薬だと思いながら味覚を楽しんでください。

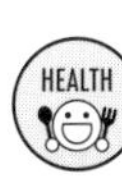

腸が声を大にしていいたいこと「やっぱり肉も大好き！」

人という動物は長年、雑食をすることによって生きてきました。農耕民族だから米と魚だけというわけではなく、狩りをして猪や鹿などの動物を食べてきたのです。

日本人は仏教の伝来や神道の普及とともに信仰の世界へ入り、その教えに従って「殺生戒」「穢れ(けが)」などの思想に基づき、獣の肉を食べることをよしとしなかった時代もありました。天皇の法令発布などにより何度も肉食が禁じられては、それが解けてまた食べる、ということを繰り返してきました。人間にはやはり肉が必要だったからです。

特に厳しく取り締まられたのは徳川幕府の「生類憐れみの令」でしょう。これにより、動物の殺生が厳しく禁じられるようになりました。ですから、明治維新のときまで牛肉のすき焼きは流行しなかったのです。

とはいえ、どの時代にも抜け道はあります。肉なのに「これは植物だ」といい張り、馬肉を「桜」、猪肉を「牡丹」、鹿肉を「紅葉」と呼び、幕府には見つかりにくい地方を中心に食されてきたわけです。

第4章でも触れましたが、大豆などの植物性タンパク質と同様に**動物性タンパク質も人間の体には必要です。人間の体にある37兆個の細胞を包む細胞膜は、肉類に含まれる「コレステロール」が原料となります。**

タンパク質は、トリプトファン、リシン、メチオニン、フェニルアラニン、トレオニン、バリン、ロイシン、イソロイシン、ヒスチジンという9種類からなる「必須アミノ酸」などによって構成されます。**必須アミノ酸は体内では合成できないため、食材からしか取ることはできません。これらを最適なバランス（アミノ酸スコアという）で摂取できるのが、牛肉と豚肉です。鶏肉も魚も同様です。**

こうした理由から、人は肉類を必要とするわけです。

人間は年齢を経ると男女ともにホルモンが出にくくなり、体のバランスが乱れ始め、老化や更年期障害などが進行します。この**ホルモンを調節するのが「コレステロール」です。**コレステロールには「善玉のHDLコレステロール」と「悪玉のLDLコレステロール」があり、善玉コレステロールを増やさなければ、ホルモンバランスがおかしくなります。

悪玉コレステロールは血液に入ると脳に達して脳の膜を弱めてしまい、脳に関する病気、たとえばうつ病や自閉症、認知症などの原因となります。この**悪玉コレステロールを倒して、善玉コレステロールを増やし、ホルモンバランスを調整するのが前述した「必須アミノ酸」であり、その必須アミノ酸を摂取できるのが牛肉や豚肉などの「肉類」なのです。**

ただし、肉のコレステロールは、腸内細菌の悪玉菌のエサになる物質でもあるため、肉ばかりを食べていると腸内に悪玉菌が増殖してしまい、日和見菌が悪玉菌になびくため、善玉菌が弱って腸内細菌のバランスが乱れてしまいます。

そこで、第4章でも紹介したキャベツの登場です。水溶性の食物繊維は善玉菌のエサになりますから、あらかじめキャベツをしっかり食べておき、それから肉を食べるというのがベストです。

歳をとったからもう肉は食べられない。そんなことはありません。肉は何歳になっても人間の体のエネルギーの源です。塩コショウだけのシンプルな味づけのステーキは最高です。

ぜひ食物繊維をしっかり取ったうえで、年齢にひるまず肉に挑戦してください。きっと生きる力がみなぎるはずです。

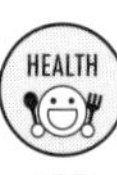

「卵は何個食べても大丈夫」の本当のところ

いつの頃でしょうか。卵は1日に1個とか3個までなどと健康番組でもいわれていたことがあり、何となくみなさんの意識の中に「卵の食べ過ぎは良くない」というイメージがあるのではないかと思います。

確かに卵にはコレステロールが含まれているため、卵をたくさん食べると高コレステロールになってしまうという懸念があるでしょう。しかし、欧米ではオムレツ1人前に平気で卵を3つ4つ使うこともあります。キッシュという焼きプリン状の料理も、山ほど卵を使っています。

コレステロール自体は脂質であり、細胞膜やホルモン、胆汁などの材料になるほか、栄養素の代謝にも使われる、大切な栄養素です。

生体にはコレステロールの摂取量にかかわらず一定量を保とうという恒常性機能があるため、バランスが取れていますが、**何か要因が加わることにより、コレステロールの血中バ**

ランスが崩れることがあります。しかし、健康体であれば卵4つや5つ程度ではそんなトラブルは起きません。

悪玉のＬＤＬコレステロールは、善玉のＨＤＬコレステロールによって肝臓に運ばれて処理されます。ただし悪玉といってもＬＤＬコレステロールは、肝臓から血中にコレステロールを運ぶ舟のようなものであり、それが全身の細胞に行き渡り、ホルモンや細胞膜の成分となります。そこで余ったものがＨＤＬコレステロールという別の舟で肝臓に戻されるというしくみなのです。

そのバランスが崩れると、ＬＤＬコレステロールが回収されず、血管中に溜まって活性酸素と結合し、「酸化ＬＤＬコレステロール」となって動脈硬化を引き起こします。

体が正常に機能していれば、何十個も卵を食べないかぎり、そこまでのコレステロール過多にはなりません。**内臓がうまく機能していないなど、体内にトラブルがあるときに悪玉コレステロールが過多となるのです。**

むしろ、卵に含まれる「レシチン」という栄養素のほうを重要視したほうがいいでしょう。レシチンは脳や神経細胞の組織をつくる材料になります。また、水と脂肪を結合させる乳化作用を持っており、善玉コレステロールが脂質を回収しやすくする機能を担っています。

レシチンが不足すると、疲労がたまりやすくなり、肝臓の機能低下、記憶力の低下、さらに認知症などへとつながってしまいます。

こうした理由から、むしろ健康で長生きをしたいなら、卵を遠慮せず毎日食べることのほうをオススメします。

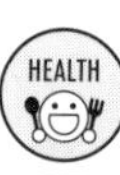

腸が喜ぶから「油」だけは贅沢すべし！

卵の項目でも説明しましたが、腸から吸収されるコレステロールは脂質であり、それが細胞膜や神経系の組織をつくっています。今、日本人だけでなく世界的に問題となりつつあるのが、認知症の急増です。WHO（世界保健機関）は、2050年に認知症患者が全世界で1億人を突破するだろうと予測しています（2012年現在）。

内閣府の調査でも、65歳以上の認知症患者の数は、2025年には700万人で日本人の人口の5分の1、さらに2050年には1000万人以上で4分の1強の人々が認知症になる、と推計されています。日本は世界でもトップクラスの認知症予備軍を抱えた国なのです。

認知症のうち70％はアルツハイマー型認知症ですが、原因として糖尿病、高血圧、高脂血症、肥満など生活習慣病が関係していると考えられています。**認知症については、脳の組**

織の60%が脂質でできていることから、脂質をバランス良く摂取することが大切です。しかもその脂質は、できれば良質のものであることが大切です。

脂質の種類のひとつとして油があります。一口に油といっても、いろいろとあります。まず油は動物性油と植物性油に分類できますが、何を由来とするかというよりも、どういう分子構造になっているかのほうが重要です。

脂質は、常温で固まるか固まらないかの分類の仕方で、「飽和脂肪酸」と「不飽和脂肪酸」に分けられます。

常温で固まる**「飽和脂肪酸」**においては、天然で存在するか人工的に製造するかによって分類できます。天然に存在する飽和脂肪酸には、肉の脂やバターなどの動物性油やヤシ油などがあります。人工的に製造された油は、トランス脂肪酸を含む油やマーガリンなどが該当します。

一方、常温で固まらない**「不飽和脂肪酸」**は分子構造によって「一価不飽和脂肪酸」と「多価不飽和脂肪酸」に分類できます。

一価不飽和脂肪酸は**オメガ9系脂肪酸（オレイン酸）**とも呼ばれ、オリーブオイルやキャノーラ油などがそれに当たります。

後者の多価不飽和脂肪酸は、分子構造によってまた**オメガ3系脂肪酸（α－リノレン酸）**と**オメガ6系脂肪酸（リノール酸）**に分類できます。オメガ3系脂肪酸には魚油、エゴマ油、亜麻仁油などがあります。一方、オメガ6系脂肪酸にはコーン油、大豆油、紅花油などがあります。

ある程度、意識的に油を選んで調理するなら、揚げ物には紅花油などのオメガ6系脂肪酸が使われるでしょうし、もう少し油に興味を持つと、オメガ9系脂肪酸のオリーブオイルで炒めものをしている人もいるでしょう。

こうした油は比較的安価なのでよく使われるのですが、実は**日本人に不足しているのはこのようなオメガ6系や9系ではなくて、オメガ3系の油なのです。**

本来なら、多価不飽和脂肪酸のオメガ3系とオメガ6系は1対4ぐらいのバランスで摂取するのが適切なのですが、オメガ6系は揚げ物などで日本では頻繁に使われるため、1対25ぐらいの不適切なバランスで摂取しています。

オメガ6系はコレステロールのバランス維持、炎症の促進作用があり、オメガ3系はやはりコレステロールのバランス維持、炎症の抑制効果があります。両者が適当なバランスで働くことによって血中コレステロールの調整と炎症のコントロールがされているのです

脂肪酸の分類と主な油

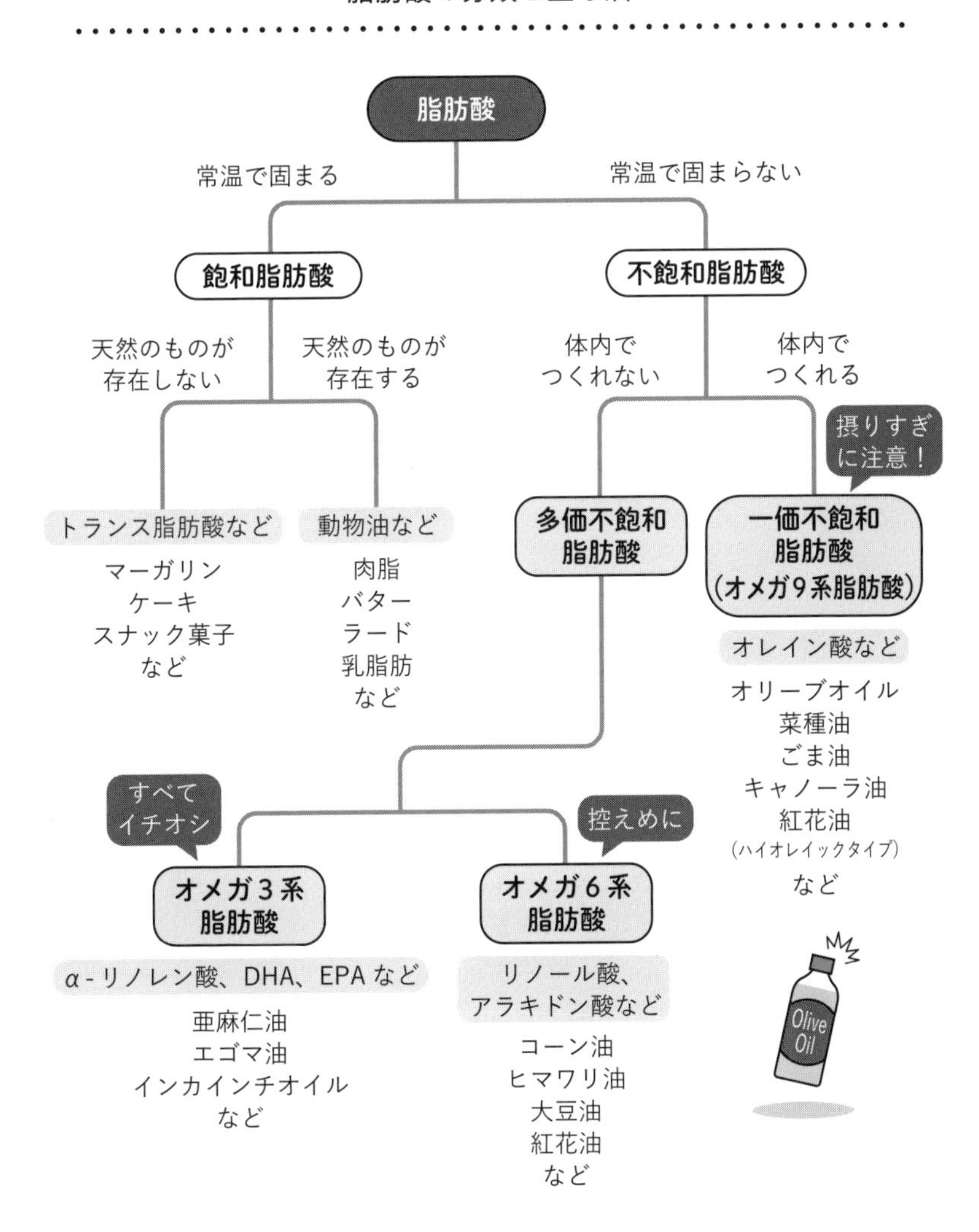
脂肪酸
常温で固まる
常温で固まらない
飽和脂肪酸
不飽和脂肪酸
天然のものが存在しない
天然のものが存在する
体内でつくれない
体内でつくれる
摂りすぎに注意！
トランス脂肪酸など
マーガリン
ケーキ
スナック菓子
など
動物油など
肉脂
バター
ラード
乳脂肪
など
多価不飽和脂肪酸
一価不飽和脂肪酸（オメガ9系脂肪酸）
オレイン酸など
オリーブオイル
菜種油
ごま油
キャノーラ油
紅花油
（ハイオレイックタイプ）
など
すべてイチオシ
控えめに
オメガ3系脂肪酸
オメガ6系脂肪酸
α-リノレン酸、DHA、EPAなど
亜麻仁油
エゴマ油
インカインチオイル
など
リノール酸、アラキドン酸など
コーン油
ヒマワリ油
大豆油
紅花油
など
Olive Oil

が、圧倒的にオメガ3系が足りないため、いわゆる「炎症体質」になりやすくなり、生活習慣病を引き起こす可能性が高くなるのです。

また、**オメガ3系の油は美容や健康に良い油としても注目されています。**オメガ3系は体内で血液をサラサラにするＥＰＡや、脳の働きを良くするＤＨＡに変換されるので、とても体に良い油なのです。

エゴマ油や亜麻仁油は加熱せず、毎日スプーン1杯程度をサラダや冷や奴などいろいろなものに加えて摂取するのが適正な量とされています。ところが、エゴマ油や亜麻仁油は、実際のところ値段が高く、なかなか気軽に買うわけにはいかないのが悩みどころです。

とはいえ、健康のことを考えると、少し高くても常備しておくことをオススメします。揚げ物の油に使うわけではありませんから、大量消費をすることはありません。ここは腸と体の健康のために、ちょっと贅沢をしてオメガ3系の油を試してみませんか。

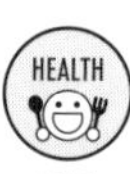

腸曰く「マーガリンはプラスチック化した油」!?

さて、それではオメガ3系と6系以外の油はどうでしょうか。

常温で液体の不飽和脂肪酸である、オメガ9系の油は、オリーブオイルなどに代表されます。オリーブオイルに含まれる「オレイン酸」は酸化しにくい特徴があるため熱に強く、炒め物の油として適しています。良質のオリーブオイルには生食向きの物もあり、豆腐やサラダにかけて食べるのにも向いています。

アメリカの食品医薬品局（ＦＤＡ）は**オリーブオイルに糖尿病を改善する作用があること**を正式に発表しています。火を通すなら、サラダ油よりもオリーブオイルのほうが健康には良いということです。なお、オリーブオイルは摂取しすぎると肥満になるので注意してください。

それでは、常温で固体の物が多い飽和脂肪酸というタイプの油はどうでしょうか。こちらは天然に存在する物と、工業的に生産される物、つまり天然に存在しない油とがあります。天然に存在する動物性の油の代表は、牛肉や豚肉の脂身やバターなどです。脂質としての存在感は強いですが、取りすぎると中性脂肪を増やすことになりかねません。体に悪い油ではないのでその点では安心ですが、コレステロールが高いという悩みがありました。

そこで開発されたのが、植物性の油に水素を添加させて工業的につくった「トランス脂肪酸」という油です。酸化しづらく、食品のサクサク感、しっとり感を高めたり、できるだけ安く販売できるようにという目論見もありました。その結果、サラダ油やマーガリン、ショートニングなどとして比較的安価に手に入るようになり、一般的な揚げ物やお菓子などにも多く利用されています。

ただ、神の意に反したかどうかはわかりませんが、天然に存在しないものが体に良いわけはありません。**長期に渡る過剰摂取によって、血液をドロドロにして、血管を固くしてしまいます。しなやかさを失い老化した血管は傷つきやすく、血栓をつくりやすくなって、心筋梗塞や脳梗塞などを引き起こしてしまいます。**

一時期、バターが不足して入手が困難になり、仕方なくマーガリンで代用した方々も多かったと思いますが、マーガリンは、いってしまえば不自然に固形化した食用油の固まりであり、厳しくいえば「プラスチック化した油」といってもいいかもしれません。欧米の一部ではマーガリンの使用や販売を禁止しているところもあるほどです。

トランス脂肪酸は、マーガリン以外に、市販のケーキや菓子パン、ドーナツ、ポテトチップス類、スナック菓子などにも含まれていることがあります。できれば、これらはなるべく食べないのが一番です。どうしても食べたいと思うこともあるでしょうが、製品表示の部分にマーガリン、もしくはショートニングと書かれてあったら、今一度思い直していただいたほうが、腸は喜ぶでしょう。

ちなみに、カナダでは２０１８年9月17日から、部分水素添加油脂の食品へのトランス脂肪酸の使用を禁止にしました。

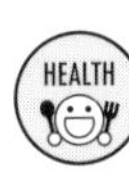

口に入れるだけでおいしい食べ物は〝腸〟最悪だ！

スナック菓子やポテトチップス類など、口に入れたらすぐ「おいしい！」と思えるような食べ物は、脳に良くありません。

たいてい濃いめの塩分を使用しているため、塩味がおいしさを感じさせます。さらにこうしたスナック類には、うま味を感じさせる調味料が大量に使われています。これは化学物質で、自然に存在するものではありません。トランス脂肪酸と同様、工業的に生産されたもので体に良いものではないのです。**昆布やカツオなどの天然のうま味成分とは違い、不自然な形で脳に働きかけて「うまい」という幻想を与え、脳に強制的に幸福感をもたらしているわけです。**

人は本来、咀嚼（そしゃく）することによって味覚を増して満足感を得ます。その間に血糖値が上がり、脳にエネルギーを与えます。また、食品に含まれている葉酸やナイアシン、ビタミンB

6などで、セロトニンやドーパミンなどの「幸せ物質」が腸でつくられ、脳に運ばれて喜びや快楽を伝え、うつ病の予防や克服などに効果があります。

ところが、うま味調味料でつくられた偽物のおいしさは、化学物質成分で腸を荒らしたうえ、幸せ物質をつくることもなく、直接、脳においしさの感覚を投げかけます。その結果、**幸福な感じはあるにもかかわらず、疑似幸福のせいで脳の感受性はどんどん落ちていきます。こうして脳は本当の幸福感を忘れていくのです。**

ハンバーガーなどのファストフードは柔らかい物が多いため、噛まずにおいしさを感じます。もちろんここにも化学的なうま味成分はふんだんに使用されています。肉にしても合成肉などが使用されているケースが多く、いくら衛生的に管理されていたとしても安心して食べられる物だとはいえません。ファストフードのフライドポテトは、トランス脂肪酸の油でカリカリに揚げられていることもあるため、マーガリン同様、プラスチックをまぶしたポテトといってもいいでしょう。

ほかにもトランス脂肪酸の罠はいろいろなところに仕掛けられています。ファミリーレストランなどのコーヒーについてくる「コーヒーフレッシュ」というミルク状のもの。この主成分は牛乳ではなく、トランス脂肪酸を含むことのあるサラダ油です。また、レトルト食品のカレーやパスタソース、丼ものなどの成分表にある植物油にも、トランス脂肪酸を含んでいることがあります。**見渡せばそこら中にトランス脂肪酸が潜んでいるのです。**

大量の砂糖や人工甘味料を含んだお菓子や清涼飲料水も、「すぐおいしい」と感じる危険な食べ物です。特に冷たい飲み物やアイスクリームなどは注意しましょう。人間の舌は温かいもののほうが味を感じやすく、冷たいものは舌が冷やされるためおいしさを感じにくくなっています。それなのに**「冷たくて甘くておいしい」と感じるということは、そう感じるだけ大量の砂糖や人工甘味料をどっさりと入れている**ということにほかなりません。

こうした甘味料の強烈な甘みは、なぜ体に悪いといわれるのでしょうか。引き続きお話ししましょう。糖質に関するとても大切な話です。

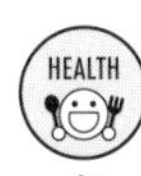

老化二大現象……酸化は「体のサビ」、糖化は「体のコゲ」

糖分は、単純に口に入れておいしいと思う物のひとつです。甘い物は、小さな子供からお年寄りまで幅広く好まれます。昔から酒飲みは辛党で甘いものが苦手、といわれてきましたが、どうやらそのあたりは趣味嗜好のようで、羊かんをかじりながら日本酒を飲む人もいると聞きます。

糖質は必要以上に体内に取り込むと、タンパク質と結合して細胞を劣化させます。劣化とはその言葉どおり、シワやたるみとなって肌に現れます。これも老化現象です。

活性酸素が原因で体がサビついてしまう老化をこれまでずっと説明してきましたが、それは〝酸化〟ですから、金属のサビと同じ「体のサビ」です。一方、**糖質によって細胞が〝糖化〟し、老化していくことは体のサビに対して「体のコゲ」ともいわれます。**

体が糖化すると、「終末糖化産物（AGE）」というものができます。またすでにAGEとなってしまった糖質を食べてしまう場合もあります。これは主に油で揚げたり焼いたりすることによって、糖質が最初からAGEに変質してしまったものです。すなわちスナック菓子や焼き菓子、ドーナツなどに多く含まれています。

このAGEを体内に取り入れると、細胞が糖化し、体がカサカサになっていくだけでなく神経系統に支障を来したり、白内障や動脈硬化などを引き起こしたりし、体をゆっくりと「ミイラ化」していきます。この現象を最近は〝スローミイラ化〟とも呼びます。

新鮮な野菜などでビタミンや食物繊維を取って腸を正常に機能させていれば、AGEは体の外へ排出されるのですが、すべてではなく少しずつ徐々に体内に蓄積されるといいます。

甘い焼き菓子やコーヒー飲料、糖質たっぷりのジュースなどには、ＡＧＥとなりやすい甘味料が使用されています。

特に注意したいのは、「フルクトースコーンシロップ」というもの。トウモロコシから抽出した果糖で、「果糖ブドウ糖液糖」「高果糖液糖」などとも表示されます。食物由来なので体に悪そうには思われにくいのですが、**砂糖の６倍の甘さで、ＡＧＥ化するスピードは砂糖より10倍も速く、甘みに対する依存性はブドウ糖よりもはるかに強い**ものです。

こうした「甘くておいしいもの」を普段からたくさん食べていると、体が「コゲ」て、ミイラ化していってしまうのです。甘い物が欲しいのなら、上等な砂糖を使用した和菓子や自然の甘みを持つ果物などに目を向けるほうがまだ体に良いのです。

また、こうしたお菓子は食事とは別の「間食」として食べてしまいがちです。できることなら、間食する習慣自体を止めてしまったほうが、老化を防ぐ健全な食生活となります。

糖は脳が欲しがるだけで、腸はそこまで欲しがっていない！

日本人が大好物な物。それはほぼ間違いなく白米でしょう。いろいろとおかずを食べても、白米を食べないとどうも満足感が足りない。新米を炊いた甘みのある香りが食欲を誘い、「白米だけで生きていける」ぐらい大好物にしている人も多いのではないでしょうか。おにぎり、お茶漬け、チャーハン、ぜんぶお米です。

人間は炭水化物（糖質）が大好きです。ご飯（お米）に限らず、ラーメン、パン、ピザ、アフリカなどのクスクス、中南米のタロイモなど文明の如何にかかわらず、主食としてお米や小麦といった穀物や芋類などの炭水化物が食べられています。それは、炭水化物が体を活発に動かすためのエネルギーとして欠かせないということを、動物として本能的に知っているからです。

この「本能」というのは、脳から発信される要求です。人間の発達した脳は、エネルギーとしてブドウ糖などを使い、24時間機能しています。「炭水化物抜きダイエット」をしている人が、極端に炭水化物を取らないでいると、頭がぼんやりしてきて、思考能力が低下してくる場合があります。それは、脳に糖分が足りなくなるからです。マラソン選手が突然襲われる「ハンガーノック」という酩酊状態も、糖分不足が原因。ランナーの中にはブドウ糖のタブレットを持って走っている人もいます。

体の細胞もそもそも糖質をエネルギーとしています。糖質を取り込み、分解しエネルギーに変換する**「解糖エンジン」**という瞬発力に長けた機能を備えています。そのおかげで成長し、力が出て元気な体を活発に動かすことができます。

しかし、私たちが重要視すべきなのは、もうひとつのエンジン**「ミトコンドリアエンジン」**です。これは細胞内のミトコンドリアの中にあり、瞬発力よりも持久力を主に担当します。**若いうちでもこのミトコンドリアエンジンは働いており、解糖エンジンとの両輪でバランスをとって体を動かしています。**

若いときは活動的に生きていますから、解糖エンジンの瞬発力ある働きが必要となります。

しかし人間は、50歳くらいの更年期を境に体質は大きく変わってきます。体をつくる細胞・臓器の老化やホルモン分泌の減少が起こり、人によっては気力の減退や、体調悪化などの更年期障害を起こすこともあります。それに伴い、解糖エンジンを利用している筋肉細胞や生殖機能も衰えてきます。

したがって、**歳を経るほど、燃費の悪い解糖エンジンではなく、燃費効率の良いミトコンドリアエンジンにエネルギー生成系の主体を切り替える必要があるのです。**

つまり、元気に長生きをするためには、50歳を過ぎたら原始的で多量の糖を必要とする解糖エンジンの働きを抑え、持続的でエネルギー産生効率の良いミトコンドリアエンジンを中心に働かせることが重要です。そのためには、糖質（炭水化物）中心の食事内容を改める必要があります。

ところが、**50歳以降も糖を必要以上に摂り続けていると、体内が常に糖質過多な状態となり、ミトコンドリアエンジンの働きが鈍ったり、ミトコンドリアの数が減ったりして、必要なときに動かなくなってしまうのです。**

日本人はインスリンの分泌能が低いとされ、糖尿病になりやすい体質だといわれています。食事の度に糖質を多量に摂ってしまうことで、脳や体は血糖値が乱高下する度に糖質を執拗に欲するようになります。

そうすると、**使われないミトコンドリアエンジンの数はどんどん減り、過剰な糖質は脂肪となり、結果的に血糖値が上昇して肥満になったり、糖尿病や高脂血症などの生活習慣病を発症させてしまいます。**血管のしなやかさも奪うため、動脈硬化から血栓ができ、心筋梗塞、脳梗塞にも発展しやすくなります。

それに加え、活性酸素の消去能力も衰えていきます。活性酸素は細胞のＤＮＡを傷つけ、がんの原因にもなるといわれています。

ミトコンドリアエンジンは、酸素と食事由来の糖を利用して、ATP（アデノシン三リン酸）というエネルギー源をつくります。糖質摂取を控えていると、ミトコンドリアは脂肪を燃焼してATPをつくるようになります。すると、血糖値が下がって体重も減ってくるのです。

日常的に食べ過ぎている場合、ダイエットするにはカロリー制限をするのも有効ですが、それによって本来は必要な栄養が不足してしまう人も増えています。恒常的な栄養不足では細胞・臓器の機能が低下して、かえって病気を招いてしまう場合もあるのです。

ミトコンドリアエンジンを効率良く働かせて脂肪を燃焼するには、カロリーを気にするよりも、必要以上の糖質を摂らないことです。

そのためには年齢によって、食事を変えていかなければなりません。摂取カロリーだけを気にしていると、本当に体が必要としている栄養素を見落として寿命を縮めたり、カロリー制限をしているのに体重が落ちない、ということが起こるのです。

ある1日の食事の主成分データがあります（233ページ参照）。これは一般的な日本人の食生活データですが、白米や麺類、パンなど糖質の摂取が7割を占め、次いでタンパク質が

16%、脂質11%、ミネラル5%という具合になっています。

ところが、**人体を構成している成分の比率を見ると、タンパク質と脂質がほぼ半分ずつに分け合って40数%ずつで、ミネラルが11%。そして糖質はわずか1%となっています。**

どう贔屓目に見ても、私たちは日常生活では糖質を摂りすぎていると感じます。日本人は糖尿病になりやすい体質なのですから、これはもう「病気街道まっしぐら」。明らかに炭水化物を食べすぎているのです。

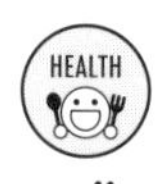

〝白い炭水化物〟が、腸から体を弱らせている

ただ、お米がすべて悪いというわけではありません。**精米されてミネラルやビタミン類などを失ってしまった物が良くないのです。**

一般的に**精米の際、栄養素として大切な糠や胚芽、麩などを取り除いてしまいます。これらがあってこそ、お米は本来の穀物としての能力である「食物繊維」の効果を発揮するのです。**それらを取り除いてしまっては、〝炭水化物の固まり〟でしかなく、腸からの吸収が早すぎて血糖値を極端に跳ね上げます。

同じ理由から白い小麦もダメです。パンやうどんなどを避けたほうがいいのは、精製され

人体と食事の構成比率の違い

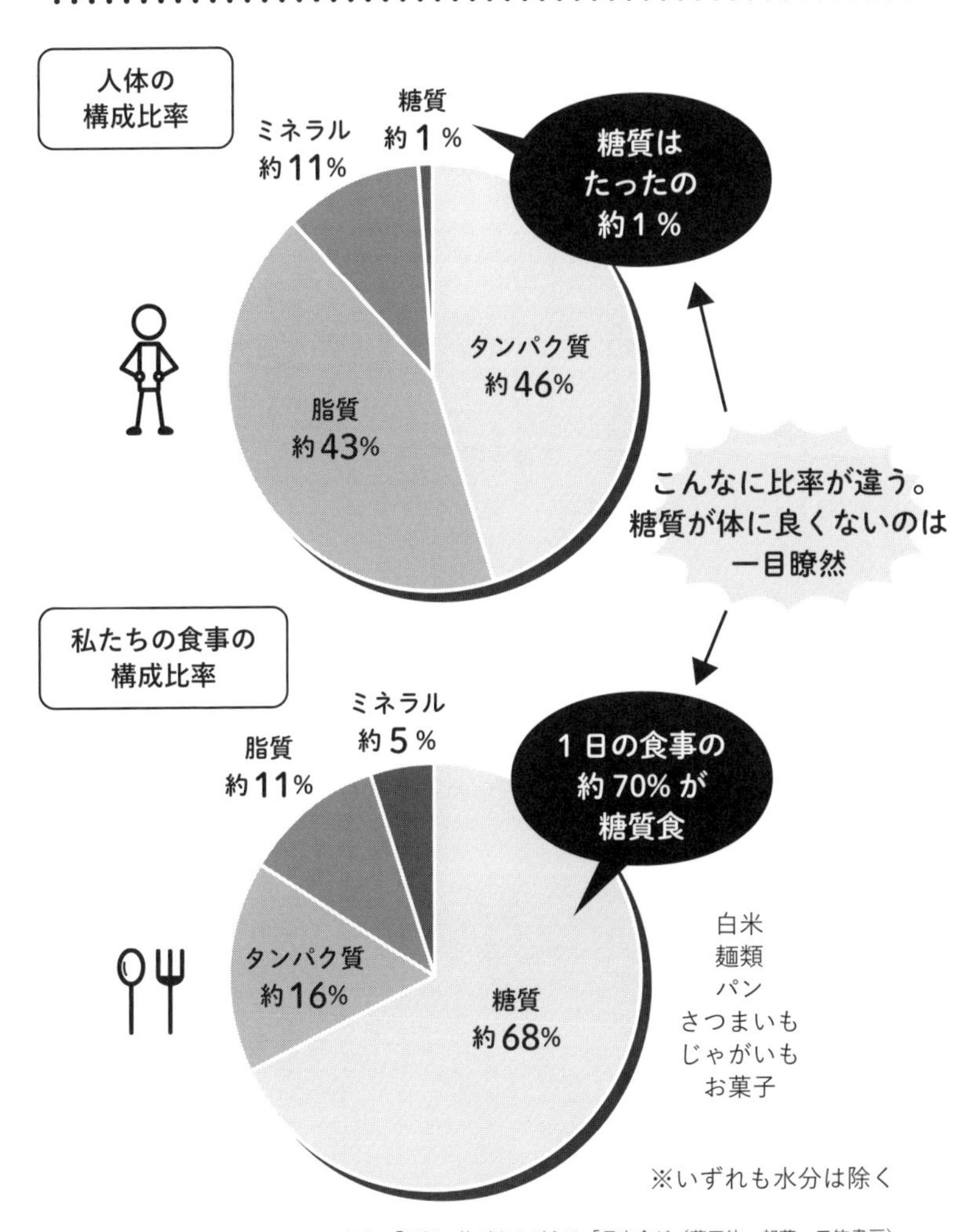

出典：『図解　体がよみがえる「長寿食」』（藤田紘一郎著、三笠書房）

た小麦を使っているからにほかなりません。

もしご飯を食べたいというのなら、工夫をしたほうがいいでしょう。たとえば炊くときに**「五穀米」**などを一緒に混ぜる。白米ではなく**「玄米」**にする。こうすればミネラルや食物繊維がしっかり取れます。量はお茶碗に軽く1杯程度がいいでしょう。このように食べると、**消化と吸収に時間がかかるため、血糖値を急激に上げることがありません。しかも抗酸化作用もあります。**

パンなら茶色がかった**「全粒粉」**のパンがベストです。菓子パンなどは小麦と砂糖、そのほかに何が入っているかわからないので口にしないように注意してください。

うどんは糖質が強いのですが、一方、**そばは糖質が少なく、全粒粉のようにそばの粒をまるごと挽いてつくっている物は食物繊維も多く、腸内細菌が喜びます。**

白い炭水化物は「体の毒」といっても過言ではありません。腸内細菌に食物繊維のエサを与えて免疫力を高めるためには、玄米、五穀米、全粒粉のパン、そばなどをオススメします。「白い炭水化物は良くない」という理論は、医学的見地だけでなく、私が自ら実践して確認しています。糖質制限を行い、腸内環境を整え、こうして70歳を過ぎた今も、中肉中背の体型を維持しつつ元気に毎日過ごし、腸にやさしい食生活をして、たまにはお酒も楽しんでいられるのです。

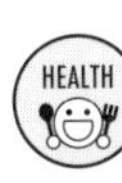

腸内細菌を喜ばせる「オリゴ糖」の効果

腸内細菌は生まれたときからずっと同じではありません。生活習慣の変化、食生活の変化、加齢などにより腸内細菌の住む環境や構成も変わっていきます。**30代の私と50代、70代の私では、かなり腸内環境は変化しているはずです。**

何度も記していますがこの腸内環境を左右するのは、善玉菌、悪玉菌、日和見菌という3種類の腸内細菌のバランスです。善玉菌ばかりでもダメで、多少の悪玉菌を残しつつ、日和見菌という「イソップ童話のコウモリ」のような菌に、味方になってもらわなければいけません。日和見菌へのご機嫌うかがいが意外と重要なのです。

乳児の腸内細菌のうち99％が善玉菌であるという調査結果もあるのですが、歳を重ねるにつれて善玉菌が減少し、悪玉菌が増えていくというのが、加齢で起きる現象です。まるで純朴だった少年が悪事をいろいろと覚えていくように、大人の腸内には悪玉菌が次第に増えていくのです。放っておいては〝非行〟に走りかねません。

第4章でも説明しましたが、発酵食品やヨーグルトなどに含まれる「ビフィズス菌」は、腸内で乳酸や酢酸などの物質を生成します。これらは殺菌作用が強いため、悪玉菌の繁殖を抑えます。そこで腸内にビフィズス菌を増やし、悪玉菌を減少させる対策が必要になるわけです。

このビフィズス菌を取り入れるには、菌入りのヨーグルトやドリンク、サプリなどを取る必要がありますが、取り込んだビフィズス菌を腸内で増殖させることも大切です。

では**ビフィズス菌はどうやれば増えるのか。それは菌の「エサ」になるものを与えればいいのです。それが「オリゴ糖」です。**赤ちゃんが飲む母乳には、ガラクトオリゴ糖が豊富に含まれているため、赤ちゃんの健全な成長を促しています。

オリゴ糖を1日に2・5グラム摂取すると、腸内でビフィズス菌が繁殖しやすく、2週間でおよそ3倍になることがわかっています。ただ、牛乳にすると1・5リットルを飲まなければなりませんが、前述したように、日本人の多くが腸で牛乳を分解できないので、ただお腹を壊してしまうだけになってしまいます。

しかしオリゴ糖は、乳製品だけに含まれているわけではありません。たとえば**大豆、玉ねぎ、ニンニク、ゴボウ、バナナなどにはオリゴ糖が豊富に含まれています。**ゴボウなどは食物繊維の宝庫でもあるので、腸にとっては喜ばしい食材です。

オリゴ糖は消化されにくい糖なので、腸まで直接届きます。それが腸内細菌のエサになる理由のひとつでもあります。ただし、オリゴ糖をたくさん取りすぎると、下痢をしやすくなるので注意してください。

また、とうもろこしやハチミツなどにもオリゴ糖は含まれているのですが、一緒に血糖値を上げるブドウ糖も多く存在するので、低糖質の食生活をすすめる側としてはあまり積極的にオススメできません。できればほどほどに留めておくべきです。

今日から腸にやさしいビフィズス菌を増やすために、そのエサになるオリゴ糖を積極的に食べたり飲んだりしましょう。

甘味料には、腸に良い糖、悪い糖がある

オリゴ糖は腸内細菌のエサになるため、腸にとって良い糖に当たります。糖にはほかにも多くの種類があります。甘味料で見ると、まず炭水化物からつくられているか否かで、「糖質系甘味料」と「非糖質系甘味料」に分類されます。

「糖質系甘味料」は砂糖やブドウ糖、麦芽糖、オリゴ糖、乳糖などです。その中に、糖アルコールという分類の糖があります。これはアルコールではなく、アルコールに似た分子構造をしているためこう呼ばれます。

糖アルコールにはガムなどでもおなじみの「キシリトール」や「ソルビトール」などがあり、これらは天然素材から摂取もできます。ちなみにキシリトールは虫歯を抑える効果を持っているため、特定保健用食品に指定されています。

これら**糖アルコールも腸内細菌の良いエサになります。**胃や腸で消化されにくいので、分解されずもとの形のまま腸に届き、善玉菌のエサになるのです。消化されにくい性質からエネルギーとして変換されることも少ないため、血糖値を上げることもほぼありません。

糖アルコールが最近かなりもてはやされているのは、血糖値を上げずに強い甘みを与えることができるからです。糖アルコールは普通の砂糖の数百倍の甘さがあるにもかかわらず、カロリーになりにくいため、「糖質ゼロ」系の酎ハイやドリンク、お菓子、また「糖質制限食」用の甘味料として頻繁に使われるようになりました。血糖値が上がらないということでインスリンの分泌を抑えることができ、糖尿病治療食として使われているのです。

「キシリトール」はいちご、カリフラワー、ほうれん草、人参など、「ソルビトール」はリンゴやナシ、また「マンニトール」という糖質は昆布に豊富に含まれています。これらを食

主な甘味料の分類

糖類の種類			腸内細菌のエサ
糖質系甘味料	単糖類	グルコース（ブドウ糖）	○～×
		フルクトース（果糖）	
		ガラクトース	
	二糖類	スクロース（ショ糖）	○～×
		マルトース（麦芽糖）	
		ラクトース（乳糖）	
	オリゴ糖	フラクトオリゴ糖	◎
		大豆オリゴ糖	
		乳果オリゴ糖	
ー	多糖類	食物繊維（不溶性）	○
		食物繊維（水溶性）	◎
		でんぷん	○～×
		グリコーゲン	○～×
糖質系甘味料	糖アルコール	キシリトール	○～×
		ソルビトール	○
		マンニトール	◎
非糖質系甘味料	天然甘味料	ステビア、天草 など	ー
	人工甘味料	アスパルテーム、アセスルファムカリウム、スクラロース など	×

べると、糖アルコールというエサを腸内細菌に与えることができるので、腸の働きを活発にするのに有効です。

では、もうひとつの**「非糖質系甘味料」**はどうでしょうか。

こちらは糖質を素材としていない甘味料で、天然と人工に分かれます。自然由来のものとしては、植物から採取される「ステビア」や「甘草」などがあります。

非糖質系の甘味料は、腸内細菌には影響を及ぼしません。つまりエサとはならないのです。ですから、腸を喜ばせる意味ではあまり意味はありませんが、低糖質の食生活をおくるうえでは活用しても良いと思います。

ただし、化学的に合成された人工甘味料には要注意です。「工場でつくられるもので体に良いものはない」という考え方にもとづけば、完全にアウトです。体に良い悪いではなく、少なくとも腸内細菌に良い影響を与えるものではないという点からすれば、避けておいたほうがいいでしょう。

人工甘味料は〝人工〟だけあって、不自然な甘さや後味が舌に残りがちです。また、戦後すぐから利用されてきた「サッカリン」という人工甘味料は、一時期「がんになる」ということで禁止された時期があります。

現在のところ、人工甘味料の実験については、きちんとしたデータはありません。科学雑誌『ネイチャー』に掲載された「人工甘味料は危険」という趣旨の論文にも反論が出ています。マウスの実験で、サッカリンの投与が糖尿病を引き起こすという報告がありましたが、これもあまりにも非現実的な投与の量なので、エビデンス（科学的根拠）として信頼できるかどうかは怪しく、ほかの人工甘味料についても特に明らかに悪いというデータはないはずです。

ただ、繰り返しになりますが、**悪くはないにしても、人工のもので腸に良いものがあるとは考えにくいので、あえて摂取する必要はない**と思っています。

HEALTH 「酢とオリゴ糖」のハーモニーで、腸が喜んで思わず踊り出す！

年齢を重ねると、健康診断でいくつもの数値の変化が現れます。昔と違って体にもいろいろとガタはくるものですが、血液検査で血糖値や尿酸値などとともに気になる数値があるはずです。それは中性脂肪ではないでしょうか。

お昼は丼ものやラーメンで、夜はおつき合いがあり、週末の運動もほぼしない。若い頃より基礎代謝は格段に落ちていますから、こうした不摂生の生活ではお腹ポッコリにもなってきます。お腹に脂肪が溜まると内臓の機能は低下し、また体を動かすのがおっくうになって疲れやすくなります。体質改善をしたいところですが、なかなかうまくいかないものです。

そんなとき、食生活で少しでもやせる努力をしたいのなら、腸内細菌を使って成果を上げることが可能です。それは「酢」の力を信じること。酢は思った以上の働きをしてくれます。

酢は、まず脂肪を減らし、基礎代謝を上げる効果があるとされています。これによって肥満しがちな体質が変わっていきます。

さらに**糖尿病を改善するホルモン「インクレチン」を増やします。**インクレチンは糖尿病の治療にも使われるホルモンで、食べ物を取ると膵臓(すい)から分泌され、血糖値を下げようとする働きがあります。

そのほか、腸内のバリア機能を高め、食中毒やアレルギー、動脈硬化、さらにはがんなどを防ぐ機能があります。また、腸内の炎症を防止したり、腸内細菌に働きかけて水素を発生させ、活性酸素と結合させて細胞の酸化を防いだりする効果もあります。

やせるには酢が効果大、とかなり昔からいわれてきましたが、科学的な見地からもそれは真実なのです。腸内の健康を維持するために有効な調味料といえます。

酢（酢酸）は「短鎖脂肪酸」の一種です。短鎖脂肪酸には、ほかにも酪酸などがありますが、こちらは牛乳やバター、チーズなどに含まれており、それらを摂取するとなると脂肪が過多になってしまいます。

短鎖脂肪酸である酢は、やせる体質をつくるのに必要な〝ヤセ菌〟を増やす効果があります。ヤセ菌は腸内のバクテロイデス門にいます。

ただ、酢だけを飲んでも効果は少なく、そこで必要になるのが、腸内細菌の大好物であるオリゴ糖や食物繊維です。**酢と一緒にオリゴ糖や食物繊維を豊富に含む食材を一緒に取ると、体内でヤセ菌の数を増やす**ことがわかってきました。

ヤセ菌があるということは〝デブ菌〟もあるということ。アメリカの国立糖尿病・消化器・腎疾病研究所の実験によると、食べ物によって得たカロリーが**150キロカロリー増えるごとに、腸内のデブ菌が20％程度増え、その分ヤセ菌が減少する**という調査結果が出ています。

また、脂肪は脂肪細胞に溜まることによって肥大化し、ますます太りやすい体質になっていきますが、**脂肪細胞は酢酸などの短鎖脂肪酸を感知すると、脂肪の取り込みを止めて脂肪の増加を止める**のです。さらに、**短鎖脂肪酸である酢酸が腸に入ることで、神経を介して脳に食欲を控えようという命令を下します。**そのため食べたい気持ちが減少していくのです。これで食べすぎがなくなります。

酢には疲労回復の効果もあります。

人間は活動するときには交感神経が優位に、寝るときや休息しているときには副交感神経が優位に働きます。現代人にストレスが多い原因のひとつが、この交感神経と副交感神経の切り替えがうまくいっていないこと。寝ようとしてもテンションが高くて眠れない、眠る時間が短くいわゆる「**睡眠負債**」が蓄積されて、起きているときのパフォーマンスも低下していく。こうした自律神経の乱れが、現代人に多い疲れを引き起こします。その疲労を回復させる力が酢にはあります。

以上のように、**酢にはいろいろな効果があるのです。**

これまで説明してきたように人間の体には酢酸などの短鎖脂肪酸を感知する箇所がいくつもあり、エネルギーのバランスを調整し、さらに免疫力をアップすることができます。

短鎖脂肪酸を効果的に働かせて、腸内細菌を増やすのに必要なのが、前述したオリゴ糖や食物繊維です。両者をセットにして食べると、お互いの調和と〝ハーモニー〟によって免疫力が高まり、腸を元気にしてくれるのです。

腸内の「ヤセ菌」と「デブ菌」のバランスが、ダイエットに関係する！

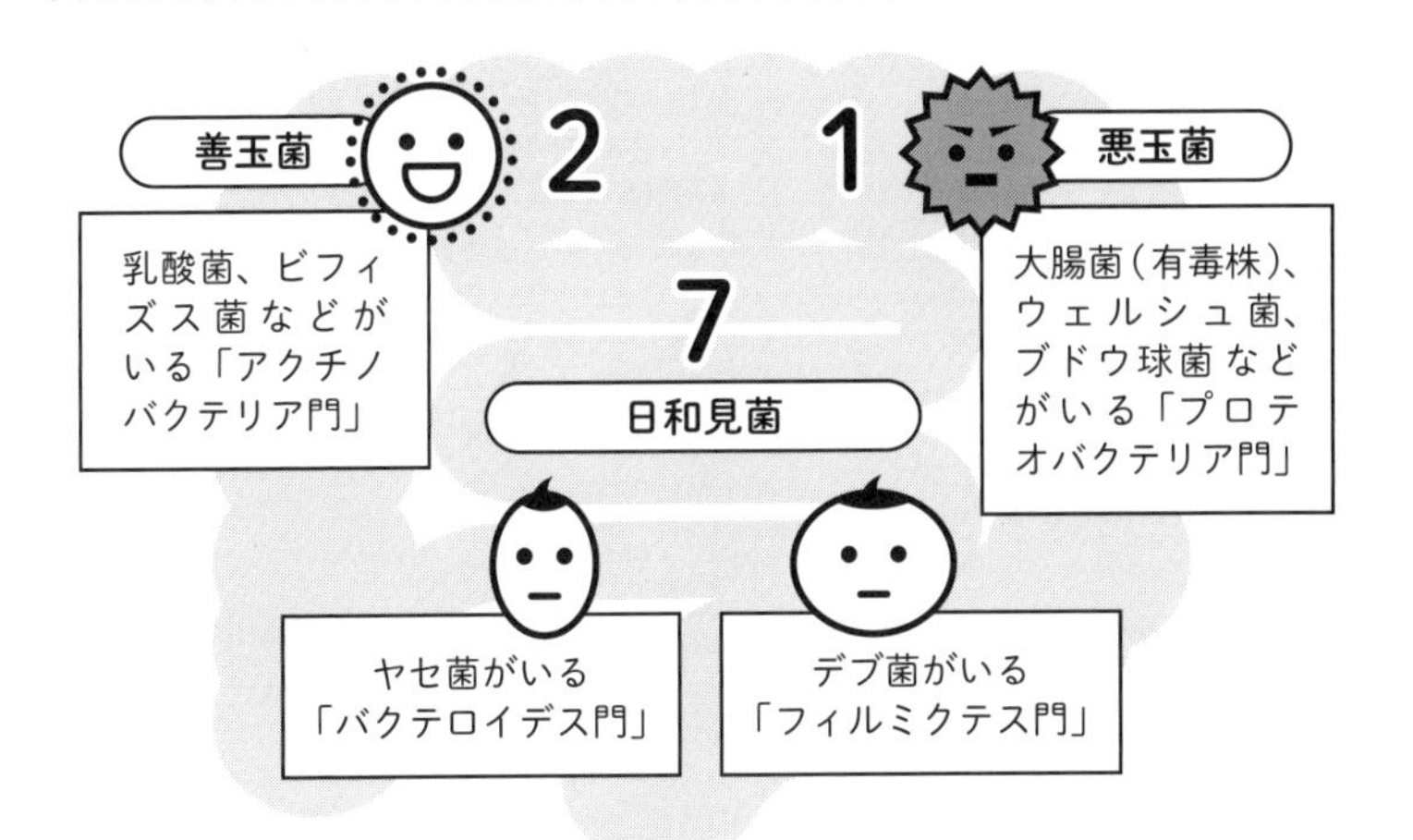

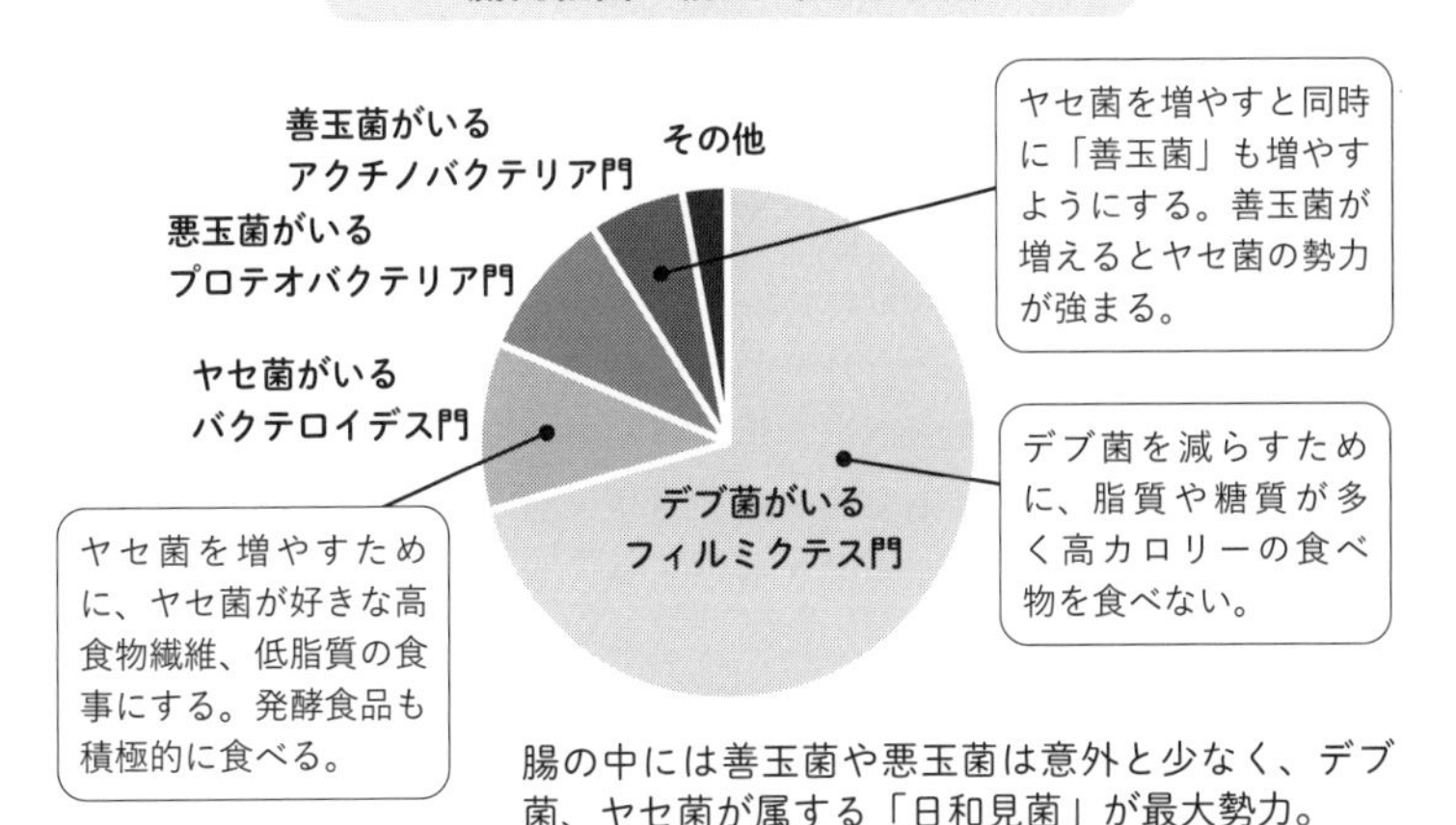

腸の中には善玉菌や悪玉菌は意外と少なく、デブ菌、ヤセ菌が属する「日和見菌」が最大勢力。

出典：『やせる！病気が治る！玉ねぎヨーグルト健康レシピ』（藤田紘一郎著、宝島社）

腸がつくり出す「短鎖脂肪酸」の働き

短鎖脂肪酸

腸内細菌が食物繊維を分解発酵することで生じる物質。
酢酸・酪酸・プロピオン酸などの総称。

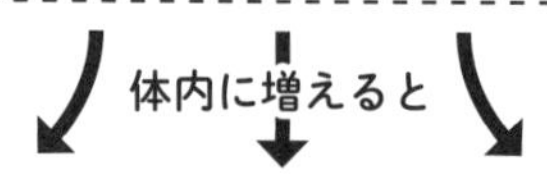

肥満を解消

腸内フローラの活性化

腸内細菌を増やす

糖尿病を改善

胃粘膜を修復

体の炎症を抑制

短鎖脂肪酸を増やす食べ物

キャベツ・玉ねぎ・ニンニク
海藻類・キノコ類・納豆
アボカド・ヤマイモ・オクラ

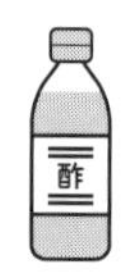

おすすめ　水溶性食物繊維 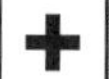 酢 の食べ物

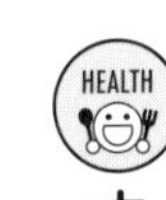

すっぱい「酢」をどのように食したらいい？

酢を直接飲むのはすっぱすぎて（酸が強くて）なかなか困難です。むしろ刺激によって歯を溶かしたり、胃腸を痛めてしまいます。それより、野菜などに酢を使って、調味料として使うのが最適です。

酢にもいろいろと種類があります。スーパーなどで簡単に手に入るのが**穀物酢**。小麦や米、コーンなどを原料にしています。最も調理に適した酢です。

米酢は米だけを使用した酢です。味がまろやかです。**黒酢**は麹（こうじ）で長期熟成した酢です。これは独特の風味があるので好き好きですが、クエン酸やアミノ酸が豊富で疲労回復、高血圧の予防などに効果があります。

果物を使った酢には、リンゴ酢やワインビネガーがあります。**りんご酢**は甘くフルーティーで薄めて直に飲む人もいます。カリウムが豊富でナトリウムを排出するため、むくみの予防にも効果があります。

後者のワインビネガーは、洋風の酢でブドウ果汁が原料。**赤のワインビネガー**は抗酸化作用の強いポリフェノールが入っており、コレステロールを抑え、肉料理などに向いています。一方、**白のワインビネガー**は動脈硬化の予防や整腸作用があります。白ワイン同様、海鮮類の料理に適しています。

バルサミコ酢もブドウが原料で、熟成期間が長いので、黒酢に似ています。クエン酸、アミノ酸、ポリフェノールが多く含まれ、生活習慣病や老化、がんの予防などにも効果があります。

お酒を飲む際は**「酢キャベツ」**がいいと第4章で説明しましたが、キャベツには食物繊維が多く含まれているので、酢と合わせて腸の中で善玉菌の増加にも効果があります。

酢とオリゴ糖という組み合わせなら、**「酢玉ねぎ」**もとてもオススメです。

酢に浸した玉ねぎを、刺し身やカルパッチョにして食べたり、きゅうりや海藻と合わせて酢の物にしたりすることもできます。また焼き肉のタレに混ぜて、肉と一緒に食べるのもいいでしょう。簡単にできて意外と汎用性があるので、ぜひ試してみてください。

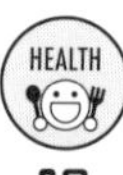

腸を喜ばせ元気にさせるのは、やっぱり和食

食事の献立や材料などについていろいろと書いてきましたが、トータルに見るとどうなるでしょう。

いくら食生活に欧米文化が入ってきたとはいえ、日本人ならお米やそばなども食べたくなるものです。海外遠征に行ったスポーツ選手も、宇宙ステーションで半年過ごした宇宙飛行士も、日本人なら、ご飯がたべたい、味噌汁が飲みたい、となるものです。やはり、そういった点では、日本人の食生活の伝統が遺伝子レベルにまで組み込まれているのではないかと思います。

腸を喜ばせ元気にする食べ物の結論は「和食はオールスター」というものです。

ご飯（ただし玄米か五穀米）に、発酵食品の味噌汁。小鉢として納豆やノリ、酢の物（酢キャベツも）、冷や奴。メインディッシュにＥＰＡやＤＨＡの豊富な焼き魚やお刺し身。箸休め的にきゅうりや大根などの漬物。味噌汁も具を野菜メインにしてたっぷり取れば、それだけで食物繊維が溶け出した水溶性の部分までしっかりいただけます。

見ていただいておわかりいただけたかと思いますが、**和食は腸にとって「オールスター」総出演だといえます**。第４章で紹介した鍋ものも和食の代表です。

気をつけていただきたいのは、血圧のことを考えると、**塩分は控えめにしたほうがいい**ということです。味噌汁もしょっぱくせず、食べ物には醤油を多くかけないで、なるべくそのまま食べることを心がけてください。

味がもの足りないというのであれば、日本食にはいいものがあります。それは出汁（だし）などのうま味成分を使うことです。昆布やカツオ、煮干しなど、いろいろなものにうま味成分が含まれます。野菜でも玉ねぎや人参、干ししいたけ、白菜などからうま味がにじみ出てきます。

それでも塩をかけたいと感じたら、塩ではなく酢やレモンなどを使って味に酸味を加えると、塩の代わりになります。このほか、わさび、しょうが、ニンニク、しそ、ねぎなど香辛料をいろいろと加えることで、風味やコクが増し、減塩でありながら満足度の高い食事となります。

腸内環境を整え、免疫力を高めて、健康で長生きを目指す食事は、実はいちばん私たちに身近な和食にあったのです。

第5章 POINT

- 旬の野菜には、抗酸化作用のあるフィトケミカルの量が多い。
- ニンニクの殺菌作用、赤パプリカの抗ストレス作用、バナナの向免疫作用は有効。
- アボカドやブドウは若返りに有効。唐辛子はダイエットに効果的。
- 肉の動物性タンパク質は「必須アミノ酸」がバランス良く含まれている。
- 脂質をバランス良く取るには「油」が最適。オメガ3系脂肪酸がオススメ。
- 人工的なトランス脂肪酸は体にとても悪い。白い炭水化物を食べすぎない。
- 活性酸素による「酸化」、AGEに象徴される「糖化」は、病気や老化を招く。
- 細胞の解糖エンジンとミトコンドリアエンジンの関係を意識して糖質を減らす。
- 善玉菌のためにオリゴ糖を摂取。キシリトールなどの糖アルコールも腸にいい。
- 酢はダイエットに効果的。短鎖脂肪酸の酢酸は腸内の「ヤセ菌」を活発化する。
- 腸内細菌を整える食事は、優れた食材がそろっている和食が一番。

な 行

は 行

ま 行

や 行

ら 行

わ 行

さ 行

た 行

索　引

ABC

あ　行

か　行

藤田紘一郎（ふじた　こういちろう）
1939年、中国東北部（満州）に生まれる。東京医科歯科大学医学部を卒業し、東京大学大学院医学系研究科博士課程を修了。医学博士。米国テキサス大学にてリサーチフェローののち、金沢医科大学教授、長崎大学教授、東京医科歯科大学大学院教授を経て、現在は東京医科歯科大学名誉教授。
専門は寄生虫学と熱帯医学、感染免疫学。腸内細菌の研究の権威。1983年、寄生虫体内のアレルゲン発見で、小泉賞を受賞。2000年、ヒトATLウイルス伝染経路などの研究で日本文化振興会・社会文化功労賞および国際文化栄誉賞を受賞。他に講談社出版文化賞・科学出版賞などを受賞。
著書に『腸をダメにする習慣、鍛える習慣』『ヤセたければ、腸内「デブ菌」を減らしなさい!』（以上、ワニブックス）、『脳はバカ、腸はかしこい』（三五館）、『図解　体がよみがえる「長寿食」』（三笠書房）、『水の健康学』（新潮社）、『万病を防ぐ「水」の飲み方・選び方』（講談社）などがあるベストセラー作家。

病気にならない、太らない、若返る
「腸」が喜ぶお酒の飲み方

2019年 1月20日　初版発行
2020年 5月10日　第2刷発行

著　者　藤田紘一郎
©K.Fujita 2019
発行者　杉本淳一
発行所　株式会社日本実業出版社　東京都新宿区市谷本村町3-29 〒162-0845
大阪市北区西天満6-8-1 〒530-0047
編集部 ☎03-3268-5651
営業部 ☎03-3268-5161
振　替　00170-1-25349
https://www.njg.co.jp/

印刷／理想社　　製本／若林製本

この本の内容についてのお問合せは、書面かFAX（03-3268-0832）にてお願い致します。
落丁・乱丁本は、送料小社負担にて、お取り替え致します。

ISBN 978-4-534-05666-5　Printed in JAPAN

日本実業出版社の本

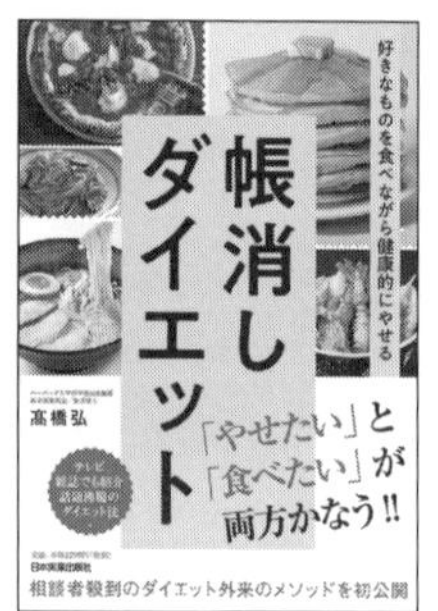

好きなものを食べながら健康的にやせる

帳消しダイエット

髙橋　弘

定価本体1200円(税別)

やせたいと食べたいが両方かなう！ ハーバード大学元准教授で人気ダイエット外来の医師が教える、雑誌、テレビでも紹介された摂りすぎた糖質や脂肪も「なかったこと」にする食べ方。

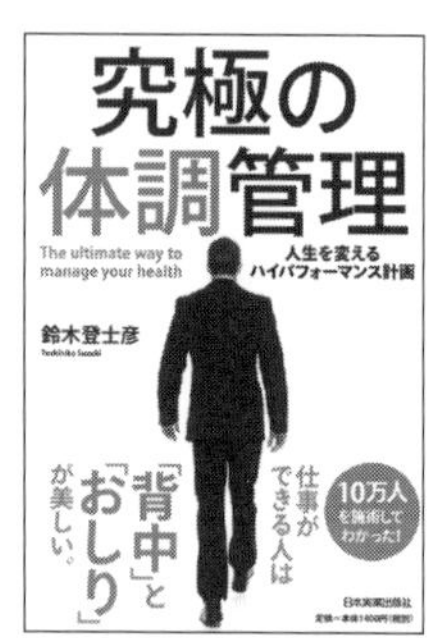

究極の体調管理

人生を変えるハイパフォーマンス計画

鈴木登士彦

定価本体1400円(税別)

人生を変えるのに必要なのは、スキルではなくハイパフォーマンスが持続する「超健康体」。手技療法という代替医療で 25 年間で 10 万人の健康を担ってきた著者が究極の体調管理を公開!

ALEXANDER TECHNIQUE

心と体の不調を解消する

アレクサンダー・テクニーク入門

青木紀和

定価本体1400円(税別)

心身の不要な緊張を取り除き、腰痛・アガリ・不眠などの不調を解消する「アレクサンダー・テクニーク」をやさしく解説。仕事や生活で高いパフォーマンスを維持できるカラダをつくる！

定価変更の場合はご了承ください。